[美] 特里·卡茨
(Terry Katz, Ph.D.)
贝丝·马洛 著
(Beth Malow, M.D.,M.S.)

王广海
鲁明辉 译

江
帆 审校

睡眠问题
孤独症谱系障碍儿童
实用指南

Solving Sleep Problems in Children with Autism
Spectrum Disorders : A Guide for Frazzled Families

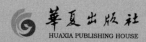

华夏出版社
HUAXIA PUBLISHING HOUSE

中文版序

睡眠是人类生命的滋养剂。对于处在生长发育关键时期的孩子，睡眠更是其良好体格生长和脑智健康发育的重要保障。每一个孩子都应该拥有健康的睡眠，每一位家长都希望孩子能够睡得香。但是，相较于发育正常孩子，孤独症谱系障碍儿童很多都伴有睡眠障碍，这些睡眠障碍不仅会影响孤独症儿童的情绪行为，而且还会使其核心症状行为的康复训练效果大打折扣，并给家长带来巨大的压力和情绪困扰。

由特里·卡茨博士和贝丝·马洛博士编写的《孤独症谱系障碍儿童睡眠问题实用指南》，正是一本为饱受孩子睡眠问题困扰的孤独症儿童家长们，提供相关基础知识、指导建议和实用方法的问题解决手册。自出版以来，本书得到了发育行为儿科、儿童精神心理、康复医学及特殊教育等多学科专业人员和家长们的喜爱，帮助很多孤独症儿童获得了良好的睡眠，减轻了家长的养育压力，提高了家庭的幸福感和生活质量。本书是面向家长的实用宝典，语言通俗易懂，穿插了很多生动鲜活的真实案例，家长能够方便地根据指引识别孩子存在的睡眠问题，并找到相应的解决方法。不仅如此，本书也可供相关专业人员在临床诊治、教育教学及科普宣教等工作中使用。特别值得一提的是，本书中提及的睡眠问题解决方案并不限于孤独症儿童，对于注意力缺陷多动障碍、智力障碍、语言发育迟缓、脑瘫等各种神经发育障碍儿童的睡眠问题也同样适用。

非常感谢王广海与鲁明辉两位青年译者，把这本科学、实用的书带给长期关注和帮助孤独症儿童的中国家长、医护和教育工作者们。2017年，本书中文译本出版后就受到了广泛关注，期间我也有幸见证了两位青年译者的成长，他们在专业上初心不变，不断精进，始终抱有极大的热情，在繁忙的工作之余，投入了大量的时间和精力完成本书的再版工作。希望翻阅这本书的您能够获得知识和力量，武装自己，帮助"星星的孩子"获得良好睡眠，帮助他们能够拥有更加美好的明天。

中国医师协会儿童健康专委会主任委员
中国医师协会睡眠医学专业委员会儿童睡眠学组组长
中华医学会理事 / 儿科分会常委 / 儿童保健学组组长

江 帆
2023 年 5 月

致　谢

　　这本书是我们与很多孤独症谱系障碍（Autism Spectrum Disorders，ASD）儿童及其家庭共同完成大量研究和临床工作的成果。在此我们衷心感谢这些家庭给予我们一起工作的机会，以及提供的教导。有这些家庭作为我们的搭档，与我们一起开发有效的睡眠策略以帮助 ASD 儿童获得更好的睡眠，对此，我们感到非常幸运。

　　本书所讨论的大量策略和技巧主要来源于两个研究项目。第一个项目得到了孤独症研究组织（Organization for Autism Research）的支持。第二个项目是由孤独症之声孤独症治疗网络（Autism Speaks Autism Treatment Network，AS-ATN）资助的，属于孤独症之声的一个资助项目。此项目是由美国卫生与公众服务部、联邦医疗资源与服务管理局以及马萨诸塞州总医院的妇幼健康研究项目达成的合作协议（UA3 MC 11054）所支持。孤独症之声的网站（www.autismspeaks.org）上提供了大量对孤独症儿童家庭非常有帮助的资料。您可从中找到一套睡眠工具包，里面包含了我们在本书中提到的部分信息，这是在 AS-ATN 睡眠工作组图形设计师丽贝卡·潘泽尔（Rebecca Panzer）的协助下开发的。此外，孤独症治疗网络 / 孤独症身体健康干预研究网络（ATN/AIR-P）的研究成果也都是 AS-ATN 的所有同仁不断努力取得的。

　　在 AS-ATN 的工作让我们有机会结识北美的一些同道。我们的合作多是在开设睡眠工作坊的定期会议上建立的。我们感谢各位为本书所做的贡献，特别是：珍妮弗·阿卡尔多博士（Jennifer Accardo）、凯利·拜厄斯博士（Kelly Byars）、丹尼尔·科里博士（Daniel Coury）、丹尼尔·格莱兹博士（Daniel Glaze）、苏珊娜·戈德曼博士（Suzanne Goldman）、安·哈尔鲍尔博士（Ann Halbower）、凯尔·约翰逊博士（Kyle Johnson）、安·雷诺兹博士（Ann Reynolds）、玛格丽特·桑德斯博士（Margaret Souders）和谢莉·韦斯博士（Shelly Weiss）。同时，AS-ATN 的管理层也为我们的工作提供了极大的支持，他们是格里·道森博士（Geri Dawson）、南希·琼斯博士（Nancy Jones）、克拉拉·拉琼谢尔博士（Clara Lajonchere）、唐娜·默里博士（Donna Murray）和詹姆斯·佩林博士（James Perrin）。

我们同样非常感激行为睡眠医学领域的"大牛"们：马克·杜兰德博士（Mark Durand）、阿曼达·里奇代尔博士（Amanda Richdale）、朱迪·欧文斯博士（Judy Owens）、乔迪·明德尔博士（Jodi Mindell）和理查德·费伯博士（Richard Ferber），他们的成就激励我们不断努力。

另外，我们要特别感激苏珊·麦克格鲁博士（Susan McGrew）与金·弗兰克博士（Kim Frank）。苏珊·麦克格鲁博士曾与马洛博士（Malow）在范德堡大学合作开展家长教育，慷慨地分享了她在如何为 ASD 儿童家庭提供实用建议方面的经验与智慧。金·弗兰克博士则帮助我们开发了许多在本书中呈现的材料，教会我们很多积极、有效的教学技术，鼓励我们为家长写下此书。我们也非常感激凯莉·贝克（Kylie Beck）慷慨地允许我们使用她在范德堡大学肯尼迪治疗中心及研究所工作中创作的 ASD 视觉支持插图（kc.vanderbilt.edu/triad）。

我们非常幸运拥有一位技术熟练、爱心满满的编辑——苏珊·斯托克斯（Susan Stokes）。苏珊在整个项目的实施过程中给我们以巨大的鼓舞和出色的指导。我们非常感激她费心协调我们繁忙的日程，帮助我们专注完成这项工作。

我们还想感谢来自孩子和丈夫的关爱和支持。孩子为我们提供了第一手资料，让我们懂得了睡眠的重要性，以及帮助家人睡得更好是多么具有挑战性。我们各自的丈夫乔纳森·卡茨（Jonathan Katz）和斯蒂芬·珀特（Stephen Pert）一直坚定不移地鼓励和帮助我们。我们要特别感谢乔纳森·卡茨抽出宝贵的时间来阅读并编辑本书的手稿。我们十分幸运能拥有如此体贴的伴侣，他们在这个项目和我们的生活中给予了巨大的支持。

序

　　我非常高兴能为此书作序，这是一本针对孤独症谱系障碍（ASD）儿童和青少年睡眠的独特而重要的书籍。在儿科、发育行为儿科和睡眠医学领域三十多年的临床实践中，我目睹了无数家庭被孩子的睡眠问题所困扰，同时也为由此造成的个人睡眠问题而烦恼。对于这样的家庭而言，如果没有一夜好眠，白天照顾特殊需要孩子的工作就会变得难上加难。对于这样的孩子而言，夜间数小时的睡眠质量决定了他们日间的行为表现，也就是说，决定了第二天是充满行为、注意力和情绪问题的一天，还是充满创造性、成就感和快乐的一天。

　　很多 ASD 儿童的照料者面对孩子的睡眠问题时常会感到孤立无援，不知该从何处寻求建议和支持。《孤独症谱系障碍儿童睡眠问题实用指南》一书以通俗易懂、实用有效的方式，为家长提供亟需的支持和指导。

　　这本书建立在作者丰富的专业临床经验和 ASD 儿童睡眠领域现有科学文献基础上，涵盖了识别和处理各类常见睡眠问题的最有效、最先进的方法。作者提供了丰富的背景资料，引导家长从整体上学习睡眠的基本知识，具体阐述睡眠与 ASD 的关系，了解睡眠问题形成的原因和过程。本书重点介绍如何培养健康的睡眠习惯及应对就寝、入睡和睡眠保持困难所需的行为策略，按照循证原则，为家长提供解决孩子个体化睡眠问题的工具。此外，针对孩子的睡眠问题，本书认为与儿童医疗服务提供者密切合作的"团队取向"，能够确保家庭得到及时、多样化的治疗选择。

在我的职业生涯中，我看到许多家庭成功解决了特殊需要儿童棘手且长期存在的睡眠问题。尽管这一过程往往需要大量的时间、努力和奉献，但这传递了一个最重要的信息：您的孩子也会成为一个了不起的成功案例。我个人很高兴能够向我接诊的儿童及其家庭介绍这么棒的新资源，为他们提供帮助。这本书将助您成功，最终使让整个家庭都拥有一夜好眠成为一个实实在在、能够实现的目标。

祝好眠。

朱迪思·欧文斯（Judith Owens），医学博士

华盛顿哥伦比亚特区美国国家儿童医学中心睡眠医学科主任

乔治华盛顿医学和生命健康学院儿科学教授

前　言

　　如果您的孩子有孤独症谱系障碍（ASD）且伴有睡眠障碍，请放宽心，这样的情况有很多。通过阅读本书，您会发现 ASD 和睡眠障碍总是形影不离。我们写作本书的目的就是帮助您的孩子获得更好的睡眠，为您提供已被研究和临床实践证实了的有效策略。通过本书，您将会了解睡眠的基础知识、睡眠的重要性，以及如何对孩子实施有效的睡眠策略。

　　本书有多种使用方式。如果选择一页一页阅读，您首先了解的是关于睡眠的知识，最后了解如何使用具体策略来改善孩子的睡眠质量。然而，不是每个人都会阅读所有章节。对于那些迫切想获得所需内容的父母，我们为您提供了全书的概况。

　　本书第一部分（第一章到第四章）的内容是睡眠和 ASD 儿童的知识。这些内容很有趣且很有帮助意义。研究者和临床工作者就是根据这些知识来制定策略的。如果您想要立即为孩子实行新的睡眠计划，这部分的内容可以跳过，直接翻看后面的内容，暂且不必考虑睡眠的科学原理。

　　第四章将帮您分辨孩子的睡眠问题属于哪种类型，应对这些困难需要采取什么措施。第四章末尾罗列了关于孩子睡眠的一些问题，本书其他章节的内容将有助于您解决这些问题。第五章是关于孩子睡眠问题的医学建议。

　　若父母既不想深入了解睡眠，又不想了解睡眠障碍类型，只想了解如何让孩子上床睡觉，可直接阅读第六章。这一章解释了如何设置就寝前的各个时间段。我们发现，当就寝变得容易时，家庭成员的压力也会随之减轻，第六章提供的策略将会使您和孩子的就寝时间更合理。第七章的内容是如何帮助孩子晚上更好地进入睡眠和保持睡眠。

最后两章的内容（第八章和第九章）将帮助您评估新环境中的睡眠计划，例如孩子在朋友家过夜或假期睡眠计划。附录是一些可以帮助您解决睡眠问题的材料，包括检核表、睡眠记录表和视觉支持。

身为临床专家和父母，我们深知良好睡眠的重要性。我们也深知当孩子不能安然入睡时，父母也同样难以入睡。我们真诚地希望本书能够帮助您和您的家庭成员拥有良好的睡眠。

目　录

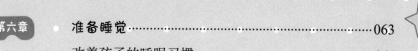
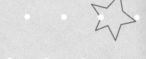

第一章

睡眠的基础知识

睡眠是每天晚上都要重复进入的一种状态，它与我们的大脑和身体有着密切的关系。在睡眠过程中，我们双眼紧闭，肌肉放松，并且意识不到周围正在发生的情况。

你可以将睡眠当成一种类似饮食的基本需求，如同我们不吃不喝就会感到饥渴一样，同样，缺少睡眠也会使我们感到困倦，无法保持最佳的状态。尽管多数人把 1/4 到 1/3 的时间花在睡眠上（每天 6 ～ 8 小时），但我们究竟为何需要睡眠这一问题在研究领域仍存在争议。

 ## 我们为什么需要睡眠？

不活动理论：最早的一种解释认为，黑夜里保持安静不动有诸多好处。只有这样，动物才不会轻易成为捕食者的目标或者出现其他意外。这一理论或许可以用来解释我们为什么会安静地躺着睡觉，但有一个问题就是，保持清醒要比睡着更加安全。举例来说，早期我们的祖先在睡着后所面临的危险就比清醒时更多。

能量理论：在食物有限并且需要我们四处寻找食物的环境中，睡眠可以降低我们对能量的需求，特别是在更难寻找食物的时候（即晚上）。支持这一理论的研究表明，在睡眠中我们的体温会下降，对能量的摄入也会减少。当然，这一理论更适用于原始的穴居人，而非现代社会，毕竟夜间去冰箱拿食物远没有外出打猎捕鱼来得危险。

恢复理论：需要睡眠的另一个原因是它能够恢复和修复我们清醒时的身体损耗，包括以下这些。

- **免疫功能**。免疫系统能够使我们免受感冒、流感和其他疾病的侵袭。当睡眠不足时，免疫系统就无法发挥正常的功能，我们也就难以抵抗疾病。例如，淋巴细胞可以帮助我们抵抗疾病，而睡眠不足会对这些细胞造成影响。因此我们在睡眠充足的情况下，更容易保持健康。

- **肌肉生长**。在睡眠中，我们的身体会释放生长激素，它能够促进儿童期肌肉和骨骼的生长，并维持成人期肌肉和骨骼的健康。如果得不到充足的睡眠，我们可能会出现成长性问题，即发育迟缓或发育不良。

- **情绪**。如果睡得好，第二天我们会感到更平静，更少觉得烦躁和不安。在一项研究中，被试每晚的睡眠时间被限制在四个半小时，这样持续一周后，他们报告自己感觉到了更多的压力、愤怒、悲伤和心力交瘁。然而，当被试恢复正常的睡眠时间后，他们的情绪发生了惊人的改善。研究还表明，睡眠能够帮助我们加工或逐渐遗忘那些艰难痛苦的事情，或者至少让我们想起时没有那么难受！

- **大脑加工**。在睡眠状态下，我们的大脑仍然活跃，持续思考着问题，或处理白天所发生的事情。你可以把睡眠想象成电脑硬盘，在加工处理我们白天存储的文件。睡眠可以让大脑储存你所需要的记忆，去除你不需要的记忆。除此之外，睡眠还可以"清理"大脑在白天积累的"垃圾"。这种"清理"可以防止我们随衰老出现记忆的问题。

恢复理论的观点认为，睡眠是大脑和身体健康发展的需要。如果夜间得不到良好的恢复，人们就无法正常地成长和学习。这就是为什么我们认为，睡眠对孤独症谱系障碍（Autism Spectrum

Disorders，ASD）儿童是如此重要的一个原因。ASD 儿童已经在很努力地应对 ASD 本身的挑战，例如控制自己的情绪，以及在学校学习和治疗过程中集中注意力等。高质量的睡眠可极大地帮助他们在白天达到最佳状态。

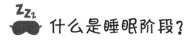 什么是睡眠阶段？

睡眠有两个不同的阶段：一个被称为快速眼动睡眠或 REM 睡眠，另一个被称为非快速眼动睡眠或 non-REM 睡眠。两者都至关重要，但存在一些差异。

图 1.1——快速眼动睡眠

上面两行线表示眼动的状态，箭头处是缓慢眼动（比快速眼动慢很多），星号处是快速眼动。下面的那些线表示下颌处和脑电活动。注意这个活动的曲线相对平直。

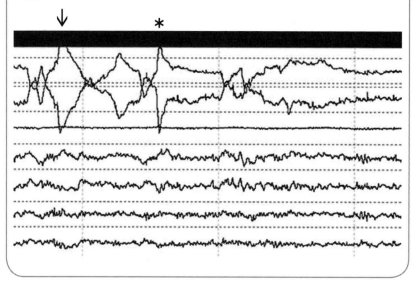

我们的梦大多发生在**快速眼动睡眠阶段**（有些人能记住自己的梦，而有些人却记不住）。处在这个阶段时，眼球会来回移动，就像醒着一样，心率也可能会上升。但是，肌张力会有所下降，这可能是天生的，为了阻止我们把梦"表演"出来，起床走动！我们可以利用传感器记录人的快速眼动睡眠，把这些传感器安置在头部（测量大脑或脑电活动）、眼睛周围（测量眼动）和下颌处（测量肌张力）。

婴儿的睡眠始于快速眼动睡眠，而且他们的快速眼动睡眠持续的时间要长于年龄较大的儿童和成人。后者的睡眠始于非快速眼动睡眠，至少 90 分钟后才能进入快速眼动睡眠。

在**非快速眼动睡眠阶段**，我们可能会做梦，但此时的梦更像是"快照"，而不是持续数分钟的"故事"。非快速眼动睡眠包括从浅到深的三个部分。最浅的阶段是**睡眠Ⅰ期**，介于清醒和睡着之间。与清醒时相比，这个阶段的眼球运动和脑电活动减弱，肌张力也可能

图 1.2——睡眠Ⅰ期

上面两行线表示眼动的状态，箭头处是缓慢眼动（比快速眼动慢很多）。下面的那些线表示下颌处和脑电活动。注意这个活动的曲线相对平直。

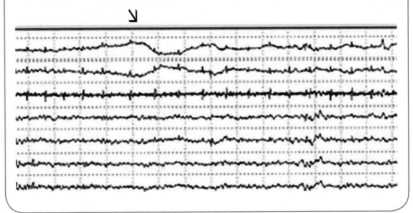

变得松弛。

下一个较深的阶段是**睡眠Ⅱ期**，在这个阶段，我们会发现两种不同的脑电模式：睡眠纺锤波和K复合波。研究者认为，当大脑感觉到刺激时，比如噪声，就会产生K复合波。睡眠纺锤波则表示此时不同的大脑区域正在共同加工信息。

非快速眼动睡眠的最深阶段是**睡眠Ⅲ期**。在这个阶段，脑电图显示高幅慢波。儿童在睡眠Ⅲ期的持续时间比成人要长。这可能与促进身体成长的激素（大脑分泌物）在睡眠Ⅲ期更为活跃有关。

图 1.3——睡眠Ⅱ期

空心箭头处是 K 复合波，实心箭头处是睡眠纺锤波。

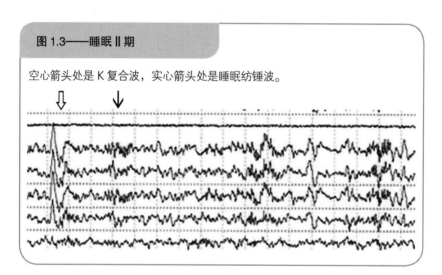

逐渐进入非快速眼动睡眠后，我们便开始了在各个睡眠阶段之间的循环。先进入睡眠Ⅰ期，再进入睡眠Ⅱ期，然后过渡到睡眠Ⅲ期，好像乘电梯下降到停车场。入睡 90 分钟后，我们进入快速眼动睡眠阶段，持续几分钟后返回到非快速眼动睡眠（睡眠Ⅰ期、睡眠Ⅱ期、睡眠Ⅲ期），之后再进入快速眼动睡眠。我们每晚要在非快速眼动睡眠和快速眼动睡眠之间循环 4 ～ 6 次。在循环过程中，睡眠Ⅲ期持续时间越来越短，快速眼动睡眠持续时间则越来越长。

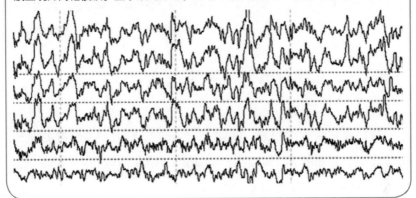

图 1.4——睡眠 Ⅲ 期 [1]

波呈现为高幅慢波。鉴于波的形态,睡眠 Ⅲ 期也被称为"慢波睡眠"。

我们需要多少睡眠?

每个人夜间都要经历所有的睡眠阶段,然而儿童对睡眠的需要很大程度上会随着年龄的增长而发生变化。一般而言,学龄前或年龄更小的儿童每天需要 11 ~ 13 小时的睡眠(包括小睡),学龄儿童需要 9 ~ 11 小时,青少年需要 8.5 ~ 9 小时。但是,每个人的睡眠需求都是不同的。

在每个年龄段,都有睡眠少的人(short sleeper,短时睡眠者)和睡眠多的人(long sleeper,长时睡眠者)。ASD 儿童可能需要的睡眠较少。我们曾见过 ASD 儿童的家长早早地安置孩子上床,以便孩子能够获得书上建议的睡眠时长。然而,孩子在床上清醒地躺了几个小时后还是难以入睡!因此,我们认为不能一味追求固定数量的睡眠时长,而应当依据每个儿童的个体化需求区别对待。应当通过观察孩子在白天的行为来估算其睡眠需求。孩子在白天看电视或乘车时是否清醒，不易入睡？如果是这样的话，即使孩子没有达到书上提到的睡眠总量，也很可能已经获得了充足的睡眠。

什么在控制我们的睡眠模式？

睡眠模式受两个因素"驱动"（drive），分别是稳态作用和昼夜节律作用。**稳态作用**（homeostatic drive）指在体内产生某种物质以增强睡意的过程。如果我们小睡一会儿，该物质就会被用光，睡意就会减少。如果我们饮用了含咖啡因的饮品，会出现同样的效果。如果我们夜间没有得到充足的睡眠，早上醒来时就会因为体内仍有这些物质而感到困倦。

我们之所以不会在晚餐时睡着，是因为还有另一套睡眠驱动机制使我们保持清醒、变得精神。这就是**昼夜节律作用**（circadian drive）。昼夜节律是"以 24 小时为周期的、自然的循环"，是身体自带的生物钟。生物钟会使你的身体知道什么时候该活跃，什么时候该休息。当我们跨时区旅行时，会有时差反应，就是因为生物钟没有与当地环境同步，也就是当我们期望天黑时，天还亮着，身体还没准备好要吃饭时，饭点却到了！身体通过分泌褪黑素来维持昼夜节律作用。我们将在第四章进一步讨论褪黑素。

稳态作用和昼夜节律作用帮助我们保持清醒和入睡。在图 1.5 中，你可以看到一个个"隆起"。"隆起"处就是昼夜节律作用使我们保持清醒的阶段。

我们都存在一个最容易入睡的时间窗口（time window）。这在图 1.5 中显示的时间是晚上 8 点，此时曲线开始从"清醒区"进入

"睡眠区"。在这个时间窗口之前的 1 个小时里，我们的大脑实际上更加清醒（不易入睡），因此这段时间被称为"禁区"（forbidden zone），不适合安置孩子上床。如果在这个时间点让孩子上床，他可能会因睡不着而担心，对睡眠产生焦虑。这个问题的解决方法是推迟上床时间和避免在"禁区"时间上床睡觉。我们将在以后的章节里进行更详细的讨论。

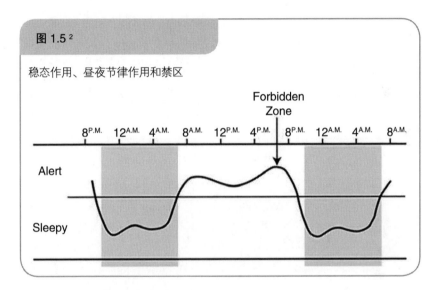

图 1.5 [2]

稳态作用、昼夜节律作用和禁区

现在你已经理解了睡眠的基本知识，接下来我们将进一步讨论 ASD 儿童的睡眠受哪些因素的影响，怎么做才能有所改变！

参考文献

1. *The AASM Manual for the Scoring of Sleep and Associated Events* (Darien, IL: American Academy of Sleep Medicine, 2012).
2. P. Lavie, "Ultrashort Sleep-Waking Schedule, III. 'Gates' and 'Forbidden Zones' for Sleep," *Electroencephalography and Clinical Neurophysiology* 63, no. 5 (1986): 414-25.

第二章

ＡＳＤ 和睡眠

存在何种联系？成因是什么？

睡眠就像食物和氧气一样，是生命健康的核心。我们睡不好就会变得急躁易怒，难以保持专注。记住这一点，想象一下一个睡眠不好的 ASD 儿童会如何表现。然后再想象一下一个获得充分休息的 ASD 儿童是如何在学校里度过一天，并参加课后治疗的。

在本章，我们将介绍 ASD 儿童不同类型的睡眠问题，以及这些睡眠问题产生的原因。识别睡眠问题及成因是改善他们睡眠问题的第一步。

研究已表明，50% ～ 80% 的 ASD 儿童存在睡眠困难，包括：

- 入睡困难
- 就寝阻抗
- 迟睡
- 夜醒
- 睡眠不安
- 早醒

ASD 儿童在睡眠中还可能会有奇怪的行为，包括在房间里游走或者反复撞头。

ASD 儿童睡眠问题的成因分为三大类，不同类别之间会有重叠。第一类是生理性的，第二类是医学性的，第三类是行为性的。

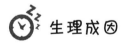 生理成因

生理性成因是指那些导致睡眠差的身体内部因素。ASD 儿童睡眠差的生理性成因与 ASD 的核心有关。例如，ASD 儿童的脑化学

物质不同于普通儿童。这些脑化学物质包括褪黑素和血清素，它们对 ASD 和适当睡眠均起作用。生理性成因难以验证，因此有时我们会通过排除医学性和行为性成因的方法来推断儿童是否存在生理性的成因（见下文）。

就寝程序要坚持一成不变，这是影响 ASD 睡眠的另一个生理性成因。例如，由于床单或毛绒玩具没有按照固定方式整理好，ASD 儿童就可能会感到烦乱，抗拒睡觉。坚持一成不变似乎与儿童的气质或"顽固"水平的关系更为密切，ASD 的一个主要特征是偏爱常规，而非变化。这也是为什么我们认为偏爱一成不变属于生理性成因。但好的一方面是，坚持一成不变也可以用来促进睡眠。例如，ASD 儿童喜欢使用可视化作息时间表，遵循固定的就寝程序。

生理性成因引发的睡眠问题，并不一定需要药物治疗。如前所述，对于那些坚持一成不变的儿童而言，就寝程序可以促进其睡眠。对于那些生物钟设定为晚睡的儿童，把就寝时间推迟到他们困倦的时间，就可促进其睡眠。固定的就寝时间有助于调节儿童的自然褪黑素水平，帮助他们获得自然睡眠。

医学成因

睡眠问题的第二类成因是医学性的，包括所有干扰睡眠的医学问题。尽管医学问题不一定是在 ASD 儿童中更常见，但由于表达疼痛或不适存在困难，ASD 儿童的这些问题不太容易被发现。这些问题包括以下 9 类。

· **胃肠道问题**，如胃酸反流。胃内物体（食物或胃液）从胃反流到食道（连接口腔和胃的管道），刺激食道，引起疼痛，也就是所谓的"胃热"。反流会干扰入睡，导致儿童夜醒。其他胃肠道问题还有打嗝或呕吐。

- **肺部问题**，如咳嗽或哮喘。

- **上呼吸道问题**，如打鼾或呼吸停止（睡眠呼吸暂停）。睡眠呼吸暂停可能使儿童从睡眠中醒来，但有时儿童不会醒来（呼吸暂停发作）。睡眠呼吸暂停会干扰儿童睡眠，引起夜间睡眠不安，日间困倦或不能维持注意力。睡眠呼吸暂停在合并 ASD 和唐氏综合征双重诊断的儿童中特别常见，这是他们的面部结构和容易塌陷的呼吸道造成的。睡眠呼吸暂停可以通过手术（切除扁桃体和腺样体）或持续正压通道治疗（CPAP）仪器进行治疗。CPAP 仪器可以稳定地将空气输送到鼻道，保持呼吸道打开。有些儿童能够较好地使用 CPAP 仪器，但也有一些儿童需要在别人的帮助下学习如何在夜间佩戴仪器。聪明的健康护理人员会通过脱敏程序帮助儿童适应 CPAP，成功地使用 CPAP。

- **皮肤问题**，如湿疹，会因发痒干扰儿童的睡眠。

- **牙齿问题**，如龋齿或牙龈炎。牙痛很容易被忽略，使孩子睡不好。

- **神经问题**，如头痛、癫痫（癫痫发作时大脑异常放电，这在 ASD 儿童中更为常见）或不宁腿综合征（腿部不适感，伴随活动腿部的冲动）。

- **疼痛**，如耳朵感染引起的疼痛或其他儿童难以描述的体内疼痛。

- **心理问题**，如焦虑和抑郁，会影响儿童的入睡和睡眠保持。

- **其他问题**。

很多治疗上述问题的药物本身，如抗抑郁药，也会引起睡眠问题。与儿童的医疗服务提供者讨论、寻找睡眠问题的医学成因非常重要。针对这些医学成因采取的干预措施有时可以完全改善睡眠问题，或者至少使睡眠问题减轻。

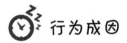 行为成因

睡眠问题的第三类成因是行为性的。这并不是说孩子行为表现不好，或者做了什么错事！这仅仅是指睡眠习惯可能影响孩子的睡眠。例如，晚上睡不好的孩子可能会在傍晚睡好久，在就寝时却难以入睡。如果没有小睡的话，儿童可能会在晚饭时喝含咖啡因的汽水来保持清醒，而咖啡因会干扰睡眠。一些儿童非常喜欢在就寝前看电视或打电子游戏，这样就过于刺激了，会使儿童睡不好。

上述很多习惯都可以被打破，而且一旦被打破，儿童的睡眠就会变好。本书会向您展示如何识别和打破干扰孩子睡眠的习惯。

总之，思考孩子存在哪些睡眠问题，搞清楚睡眠问题的成因属于哪种类型是实施治疗的首要步骤。记住，您可以同时解决多种影响因素。例如，当您与医疗服务提供者共同处理睡眠问题的医学成因时，您还可以尝试本书中讨论的一些行为策略。

睡眠如何影响儿童和家庭？

第一章提到，睡眠是人类的一种基本需求，它可以让我们在白天消耗的精力得以恢复。ASD 儿童睡眠不好的话，会影响他们生活和家庭的各个方面。

安妮是一名 3 岁的 ASD 儿童，她每天晚上会醒来好几次。有时候，她会完全清醒着跑进父母房间，准备玩耍。也有时候，她会在自己房间里大喊大叫，把兄弟姐妹和家里的狗吵醒。父母听到安妮的声音后，就会来到安妮身边，确保她没有受伤之后，再努力使她回到床上。安妮早上无法自觉地起床去上幼儿园，她的语言治疗师担心安妮无法在治疗中集中注意力。整个家庭都为此感到精疲力竭。

安妮的故事十分常见。当 ASD 儿童睡不好时，其产生的影响超出了睡眠本身，包括儿童白天的表现。睡眠差可以表现为多种形式，包括入睡困难、难以保持睡眠、早醒或睡眠不安。这些问题均会阻碍儿童获得深睡眠，深睡眠可以使他们在白天维持最佳状态，恢复精力。睡眠不足会使一些儿童出现下列情况。

- 晨醒困难
- 日间困倦或过度活动
- 上课或治疗时不能集中注意力
- 发脾气
- 与人互动减少
- 怪异，不与人合作

想一下您睡不好时会有什么样的反应！很多人挣扎着熬过一天，一回到家便瘫倒在床上。更何况 ASD 儿童还因活动过度、注意力问题、发脾气和人际交往困难，更容易受睡眠不足的影响。

现在我们再来谈一下安妮的父母。作为 ASD 儿童的父母很不容易！他们需要应对很多事情，包括校外治疗、支持孩子上学，还要满足孩子们的各种需求。这都需要极大的耐力和良好的夜间睡眠！安妮睡不好会使她的父母疲惫不堪，难以履行好照顾她的职责。安妮的父母会因自己缺少睡眠更容易对安妮、老师和治疗师发脾气，没有耐心。这就导致安妮的睡眠问题陷入了一个"恶性循环"。父母可能无法思考长期解决方案，只能依赖短期解决方案，如允许安妮睡在他们床上。

但令人欣喜的是，ASD 儿童的睡眠问题是容易治疗的。如果您可以正确地运用一些简易的策略，您和您的家庭均会看到孩子睡眠的巨大改善。这也是我们撰写本书的主要原因。伴随着您的阅读，我们希望您能够分享我们的成功，达到让全家人均获得良好夜间睡眠的目标。

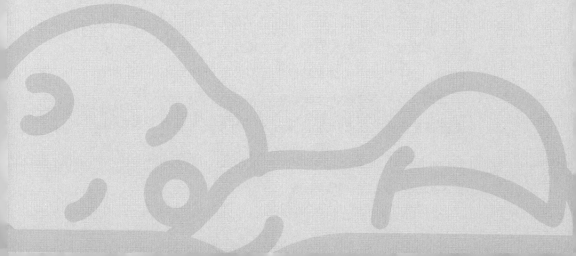

第三章

睡眠教育

研究成果

本书讲述了改善孤独症谱系障碍（ASD）儿童睡眠的有效方法。我们主要通过睡眠教育来解决与儿童睡眠有关的行为问题。睡眠领域的研究发展离不开专业人员卓有成效的工作，在这些实践的基础上，我们总结了经验、教训。本章将主要讲述该领域的重要研究成果。

2006 年，乔布里·明德尔博士（Jobli Mindell）及其同事回顾和总结了儿童睡眠问题的行为治疗，他们的研究对象既包括 ASD 儿童，也包括其他儿童，本书就是以其团队的研究成果为基础而写就。[1]明德尔博士论述了多种干预方法，本书在其基础上进行了进一步拓展。干预方法各有优缺点，某个方法对您孩子的作用效果可能比其他孩子更好，或者某个治疗建议更容易为您所接受。

本书提出的切实可行的干预方法和有效的实施策略包括以下这些。

·**消退**。技术上讲，消退（extinction）是指停止奖励（强化）某人，直至其不良行为逐渐消失。消退是促使儿童独立入睡的有效方法。虽然让孩子感觉舒适、安全很有必要，但如果父母一次次地满足孩子的要求，即父母留在房间陪着自己，孩子就会逐渐养成让父母百依百顺的不良习惯。在"消退"过程中，父母要做到不回应孩子的要求，不留在他的卧室。一旦孩子的这个不良习惯不再被强化后，它就可能消失。

消退有不同的类型。极端的做法是，让孩子完全依靠自己入睡，即说过"晚安"之后，父母就不会再进入孩子的房间。另一种情况是，道过"晚安"之后，父亲或母亲每隔几分钟就过去看看孩子，促使其安心入睡。或者父母安静地待在孩子卧室里，但不与孩子谈话或进行任何形式的交流。我们将在第七章详细讨论不同策略的具体实施方法。

·**完善日常安排**。制订一套就寝程序，其中要包括孩子喜欢的、比较安静的活动。该方法的理念是通过放松来促进孩子入睡。

- **延迟上床时间。** 把上床时间延迟，直到孩子想要睡觉为止。这个方法的理念是晚一点上床会使孩子感觉困倦，从而促进其入睡。此外，这也可能与孩子自然的睡觉时间点相吻合。
- **父母教育计划。** 治疗睡眠问题的研究显示，通过有效的父母教育计划父母学会采用睡眠策略和技术，比如建立就寝程序，帮助孩子养成早睡早起的习惯，到点入睡，夜醒后帮他们重新入睡等。还有很多研究提倡，父母要在孩子"昏昏欲睡"时就及时让他们睡觉，以便让孩子自己体验入睡的整个过程。

近 10 年来，睡眠领域的研究开始关注 ASD 儿童。本章末尾罗列了一些主要的文章，供您深入阅读。其中一些文章是只包含对少数 ASD 儿童的研究摘要，还有一些则包含大样本的 ASD 儿童研究成果。这些文献的共同主题是 ASD 儿童睡眠问题的解决方法。本书的写作目标是帮您选择最适合您孩子的治疗方法。

我们曾在北美三个中心（范德堡大学、科罗拉多医学院、多伦多大学）做过一个研究，对 80 名年龄介于 3～10 岁的 ASD 儿童的父母进行教育。在课程中，教给这些父母关于睡眠的"基础知识"。[2]

我们发现，训练有素的教育者对家长进行一小时的一对一睡眠教育，或四小时的团体睡眠教育，再结合两个简单的随访电话，可以使他们那些有入睡困难的 ASD 孩子获益良多。睡眠教育不仅能改善儿童的睡眠，还能改善其日常功能，包括焦虑、注意力、重复行为以及整体的生活质量。父母也从中受益良多，课程结束后，他们的成就感显著提高。一对一课程和团体课程的效果相近。相反，如果是仅仅给家长一份手册而没有指导，孩子的睡眠并不会得到改善。

在研究开始前，所有的孩子都接受了与睡眠问题有关的医学检查，例如是否伴有胃肠道问题或癫痫等。教学课程中介绍了有助于睡眠的日常习惯，包括在白天加强体育锻炼，少喝含咖啡因的饮料等。我们的睡眠教师还帮助家长为孩子制订可视化作息时间表，以帮助孩子建立良好的就寝程序。课程中还探讨了如何让孩子夜醒后重新入睡，以及让孩子在自己的床上和卧室里入睡的方法（根据家庭需要）。在课程开始之前，还要对家长们进行调查以确定教学的重点。

我们在书中讲述了研究环节，但您无须惊奇，因为科学的研究成果是本书的写作基础。即使您没有机会接触到专业的睡眠教育专家，本书也能够帮助您学会如何让孩子睡得更好。

参考文献

1. A. Mindell, B. Kuhn, D. S. Lewin, L. J. Meltzer, and A. Sadeh, "Behavioral Treatment of Bedtime Problems and Night Wakings in Infants and Young Children: An American Academy of Sleep Medicine Review," *SLEEP* 29, no. 10 (2006): 1263-1276.
2. B. A. Malow, K. W. Adkins, A. Reynolds, S. K. Weiss, A. Loh, D. Fawkes, T. Katz, S. E. Goldman, N. Madduri, R. Hundley, and T. Clemons, "Parent-Based Sleep Education for Children with Autism Spectrum Disorders," *Journal of Autism and Developmental Disorders* (June 11, 2013).

对您有帮助的其他文章：

Johnson, C. R., Turner, K. S, Foldes, E., Brooks, M. M., Kronk, R., and Wiggs, L. "Behavioral Parent Training to Address Sleep Disturbances in Young Children with Autism Spectrum Disorder: A Pilot Trial." *Sleep Medicine* 14, no. 10 (2013): 995-1004.

Montgomery, P., Stores, G., and Wiggs, L. "The Relative Efficacy of Two Brief Treatments for Sleep Problems in Young Learning Disabled (Mentally Retarded) Children: A Randomised Controlled Trial." *Archives of Disease in Childhood* 89, no. 2 (2004):125–30.

Vriend, J. L., Corkum, P. V., Moon, E. C., and Smith, I. M. "Behavioral Interventions for Sleep Problems in Children with Autism Spectrum Disorders: Current Findings and Future Directions. *Journal of Pediatric Psychology* 36, no. 9 (Oct. 2011): 1017–29.

Weiskop, S., Richdale, A., and Matthews, J. "Behavioural Treatment to Reduce Sleep Problems in Children with Autism or Fragile X Syndrome." *Developmental Medicine and Child Neurology* 47, no. 2. (Feb. 2005): 94–104.

第四章

锁定问题

评估常规活动和睡眠习惯

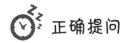 **正确提问**

制订改善孩子睡眠方案的第一步是回答与孩子睡眠模式相关的问题。幸运的是，睡眠研究者已经开发了一些非常棒的调查工具为您提供指导（问卷清单请参考附录 A）。医疗服务提供者和研究人员常常通过这些调查来确定一个人是否存在睡眠困难。调查询问的内容包括入睡、睡眠保持、日间困倦和睡眠习惯。

睡眠调查

睡眠调查有很多，您可以选择任何一个您喜欢的填写。我们在本书中选择了 3 个不同的睡眠调查："小熊"睡眠筛查工具（BEARS Sleep Screening Tool）、儿童睡眠习惯问卷（Children's Sleep Habits Questionnaire，CSHQ）、睡眠习惯家庭问卷或小鱼睡眠问卷（Family Inventory of Sleep Habits，FISH）。请在附录 B、C 和 D 中查找这些调查[①]。这些调查可以帮助您确定孩子是否存在睡眠困难。在每份问卷后面，我们都提供了参考页码，以便您在本书中找到相应问题的应对策略。

"小熊"睡眠筛查工具（附录 B）评估 5 个方面的睡眠问题。

- B——就寝困难
- E——日间过度困倦
- A——夜醒
- R——规律性

---

① 编注：读者可在微信公众号"华夏特教"知识平台中下载并使用相关问卷。

● S——打鼾

儿童睡眠习惯问卷（附录 C）评估的睡眠问题与以上类似。

● 就寝抗拒
● 睡眠延迟
● 睡眠焦虑
● 夜醒
● 异态睡眠
● 睡眠障碍性呼吸
● 日间困倦

睡眠习惯家庭问卷（附录 D）询问可能影响孩子夜间睡眠的行为，主要包括以下方面。

● 日间行为
● 晚间习惯
● 睡眠环境
● 就寝程序

现在让我们一起看一下这些调查中经常提到的问题，它们会指导您为孩子制订改善睡眠的方案。

识别问题 ⟶ 找到解决方法

孩子晚上几点上床就寝？

这通常是家长很容易回答的一个问题。但是，确定就寝时间的过程却相当复杂！所有家长在设置就寝时间上都绞尽了脑汁。很多家长相信孩子的年龄决定了就寝时间。他们认为做一名合格的家长就意味着要在特定时间安置孩子上床。相较于年龄大的孩子，他们会把年龄小的孩子更早些安置上床。还有一些家长会在同一时间安置所有的孩子上床，给孩子需要的"冷静时间"（down time）。还有一些家长在孩子就寝时间上不设定任何限制，允许孩子困了再去睡觉。有些家长会计算他们希望孩子夜间睡多久。他们会考虑孩子为了上学必须起床的时间，从而确定何时安置孩子上床，以便保证孩子能够获得他们期望的睡眠时间（假设孩子真的能够立刻睡着）。

在考虑孩子的最佳就寝时间时，还希望您能够同时兼顾孩子和所有家庭成员的需求。在第六章我们将进一步讨论如何帮助孩子找到一个最佳的就寝时间。

> 安置孩子上床就寝的时间并没有一定之规，目标是找到一个让全家人觉得舒适的孩子的就寝时间。

就寝时间每天都在变吗？

除了要找到孩子"理想"的就寝时间，还要多留意孩子每天就寝时间的规律性。建立规律的就寝时间是养成良好睡眠习惯的一个重要方面。很多孩子上学的时候就寝时间比较规律，但到了周末却睡得很晚。等又到了周一早上，孩子就很难醒来去上学！平时和周末保持一致的就寝时间至关重要。

孩子早上几点醒来？

孩子最好每天都能在同一时间醒来。即便他们比平时睡得晚时也应如此。相同的睡醒时间能够使就寝时间更加容易维持。理想情况下，每天的睡醒时间变化应当不超过30分钟，就像就寝时间一样。周末孩子不需要去上学时也应如此。

让孩子晚点起床、多睡一会儿，这听起来很具诱惑力，但会影响孩子保持良好的睡眠习惯。如果孩子周末晚起多睡的话，该就寝时就没那么困倦，他们就可能晚睡。这种情况一旦发生，孩子更难适应平常的作息时间，在需要早起的时候充满挣扎。周末就寝和睡醒时间的巨大变化会让周一早上上学变得加倍困难。

平时和周末都在同一时间起床，这对家长和孩子来说都不是件容易的事。尽管如此，家长和孩子如果经历了繁忙的一周感觉特别累的话，我们建议早上仍按平时的时间起床，而在午后增加一次小睡。您或许想在周末早上有一段独处的时间，可以把孩子叫醒后安排他们看一个电影，玩一会儿电脑游戏，或者做一些不需要家长参与的安静的游戏。

如果实在无法保持整周都在同一时间醒来（这对年龄大的儿童和青少年尤其困难），尽量不要让孩子周末多睡超过 1～2 个小时。

并非所有孩子早上都睡到很晚。一些孩子醒来的时间比父母希望的时间更早。有很多方法适用于早醒和晚睡的孩子。第七章将会更详细地讨论这方面的问题。

⏱ 孩子在就寝时多久才能睡着？

这似乎是一个非常容易回答的问题，但有时并非那么简单！很多家长说完"晚安"后习惯回应孩子的"叫幕"（curtain calls）行为或长时间陪他们。这使得确定开始就寝的真正时间变得困难。什么时候开始计时？当您第一次对孩子说晚安，并开始期待孩子睡觉时开始计时。例如：

梅利莎在晚上 8:00 安置儿子特迪上床。他们一起阅读 30 分钟后，梅利莎说"晚安"。在晚上 8:30 的这个"晚安"后，特迪还会在自己房间里大声喊妈妈，问很多问题。他通常在晚上 9:15 睡着。我们就说特迪入睡花了 45 分钟。

想要知道十几岁的孩子花多长时间睡着并不容易。很多十几岁的孩子如果睡不着，就会明确地表达出来，但这个年龄段的一些 ASD 儿童却难以表达他们的睡眠问题。考虑到多方面的原因，这种情况很有可能是真实存在的。他们可能在谈论自己的感受方面存在困难，而在谈论那些引起干扰的事情时可能存在更大的困难。他们对时间的感知或许也不同常人；您或许认为他们入睡的时间太长了，但他们自己并不这么觉得。此外，一些十几岁的青少年可能喜欢自己一个人躲在房间里，根本没有把入睡花多长时间当成一回事。

理想情况下，孩子上床后 20 分钟内就可以睡着。如果孩子经常需要花 30 分钟或更长时间才能睡着，您就要想办法调整孩子的睡眠习惯了。本书讨论的很多方法，都可以帮助您让 ASD 孩子就寝时很快睡着。

孩子就寝时显得焦虑吗？

一些 ASD 孩子在就寝时挣扎不愿意睡，仅仅是因为他们还不困。他们一整天都十分活跃，很难一下子安静下来。另外一种可能是，他们养成了一些让自己无法快速入睡的习惯。还有一些孩子似乎害怕就寝。他们可能怕黑，或者害怕一个人睡觉。很多孩子会在自己房间里哭闹或显得不安。要弄清楚孩子是还没准备好要睡觉，还是感到焦虑，或是两者都有。要留意孩子是不是容易担心白天发生的事情，存在与您分离困难，还是一刻也不愿意一个人待着。想一下孩子是不是需要开夜灯，或者让卧室门开着，为什么会这样。

孩子睡了多长时间？

这对家长来说是一个关键问题。他们希望孩子每晚都能获得足够的睡眠。我们发现改善 ASD 儿童睡眠最好的办法是关注睡眠的品质而非时长。什么是睡眠的品质呢？就是让孩子不需要挣扎就能去就寝，能够独立入睡，没有夜醒，整晚睡觉。孩子起来的时候应该心情舒畅，能够在白天表现出最佳状态。

我们在第一章讨论了儿童的睡眠需求。如果您想要把孩子一整天睡眠的时间加起来，一定不要忘了加上孩子小睡的时间。如果孩子经常在车上小睡，您也要把这段时间计算在内。

孩子早上是怎样起床的？

孩子早上起床的方式可以部分说明他们夜间睡眠的情况。试着回答以下 CSHQ 中的问题。

- 孩子早晨自己醒来吗？
- 孩子要靠大人或兄弟姐妹叫醒吗？
- 孩子早晨需要多长时间才能彻底清醒？
- 孩子看起来休息好了吗？
- 孩子白天看起来很疲惫吗？
- 孩子醒来时情绪好吗？
- 孩子醒来时会显得脾气暴躁、易怒吗？

夜里睡得好的孩子能够自己醒来，或者只需要借助闹钟或家长的一点帮助。他们可能需要几分钟才能清醒，但过一小会儿就准备好开始新的一天了。而且他们会看起来休息得很好，心情也很愉快。如果孩子早上起床一直有困难，这表示他们晚上可能睡得太晚了，或者夜间睡眠存在一定的困难。

孩子早上醒得太早吗？

有些 ASD 儿童清晨很早就醒来，准备开始新的一天了。与父母期望的时间相比，这些儿童醒得实在太早了！这与夜间醒来，再回到睡眠中并不一样。

您要考虑下孩子清晨的早醒是否是一个新行为。如果这是个新行为，则要考虑这种行为是否与孩子的心境变化或焦虑有关，并且要弄清楚焦虑或情绪问题的成因。可以多与孩子的老师或孩子生活中其他重要的人进行沟通，以便发现究竟是什么让孩子感到有压力。

如果孩子醒得太早已经成了一种稳定的模式，而这又与白天的压力和精神状态没有关系，您就要检视一下孩子整体的睡眠模式，看看能够做些什么改变让他／她早上睡得更久些。

孩子白天显得困倦吗？

日间困倦是夜间睡眠差的另一个标志。例如，孩子总是在乘车或看电视时睡着，这就得留心了。您最好和老师确认一下，孩子在学校里是不是也会打瞌睡。如果孩子只是偶尔几次日间困倦，就没有必要担心了。但如果是习惯性地出现这种情况，您就要找出他／她日间困倦的原因。孩子在白天应该能够保持清醒，而不是困倦。

孩子夜间睡在哪儿？

孩子夜间睡在哪儿并没有对错之分。很多兄弟姐妹会共用一个卧室。一些家庭更喜欢合睡（co-sleeping），也就是家长和孩子睡在一起。孩子睡在哪儿受经济、文化和实际情况影响，您需要对这些因素进行充分考虑。孩子在很多不同的场所都要养成良好的睡眠习惯。不管孩子睡在哪儿，最好每晚都能睡在同一个地方。

关于您的孩子在哪儿睡，您认为是问题吗？您可以对照以下问题，确认这一点。

- 孩子夜间睡在哪儿？
- 孩子睡的地方是您所期望的吗？
- 孩子多久换一个地方睡？
- 从什么时候开始的？
- 孩子晚上会从一个地方换到另一个地方睡吗？

人们通常是一个人睡的时候睡得更好。即便是有伴侣的成年人也是在单独睡的时候睡得更好。但是，这并不意味着您的孩子一定要单独睡。如果您对孩子的睡眠状况满意，您就不需要做任何改变。但是，如果您希望孩子能够独立睡，则参考第七章推荐的方法。

> 孩子在很多不同的地方都可以睡得很好。最好是能够让他们整夜睡在同一个地方。一旦孩子睡着了，就不要再给他们换地方了。能独立入睡的孩子整晚保持睡眠的能力更强。

有些孩子可以在自己的卧室里、自己床上睡着，但是在入睡的过程中需要家长陪伴。这些孩子可能害怕一个人睡，或者已经习惯了房间里有一个人陪伴。有时候，出于安全和医疗方面的考虑，家长会和孩子睡同一个房间。例如，有严重癫痫的孩子的家长觉得有必要整夜陪在孩子身边。但是即使孩子与他人共用一个卧室，也应当能够独立入睡。要让孩子整晚睡在同一个地方，而不是中间换到新的环境。

孩子夜里如何入睡？

在解决孩子的睡眠问题前，您需要了解孩子一开始是如何睡着的。考虑以下问题：

- 孩子入睡时房间里有无他人？
- 孩子是否抱着他人入睡？
- 孩子是否听着音乐或其他声音入睡？
- 孩子是否需要开着灯入睡？
- 孩子是否在喂食或用瓶子喝水时入睡？
- 孩子是否需要抱着特别的玩具或安抚物入睡？

为什么孩子入睡的方式如此重要呢？这是因为孩子就寝时入睡的方式会对他/她整夜的睡眠产生影响。马克·杜兰德博士（Mark Durand）创造了"从就寝开始"（begin at bedtime）这个术语（Durand，2013）。[1] 它表达的意思是，不管孩子一开始入睡时的状态是什么，都需要整晚一致，这样才能保持睡眠。这对我们也是一样。我们夜间会经历不同的睡眠阶段，如果睡眠开始后环境发生了一些变化，我们会很容易醒来。如果我们能够独立入睡，也就能够再次睡着。我们可以在开始时就"练习"独立入睡。

这里有一个例子说明这种方法是如何产生效果的。

卢克需要抱着妈妈才能入睡，并且很快就能乖乖地睡着。妈妈等他睡着就离开了。他夜间会醒来很多次，而且如果妈妈不抱他的话，他就很难再睡着。卢克已经学会要抱着妈妈入睡。卢克只有学会独立入睡，在夜间才能够独立再次睡着。

很多人在开始入睡时会选择处于某些特定的状态。如果我们整夜都可以处于此种状态，则不管我们何时短暂醒来，我们都能继续保持睡眠。有些孩子的入睡方式在夜醒时是行不通的。例如，如果他们在父母的帮助下入睡，但父母又不能整晚与他们睡在一起，那么他们在半夜一个人醒来后就没办法再睡着。同样，电视或收音机也很难整夜开着，因而那些听着电视或收音机声音入睡的孩子在安静的房间里醒来后就再也睡不着了。

> 如果您曾抱着孩子入睡，不要因此感到内疚。您已经做了您需要做的，以便让孩子获得一些睡眠。本书的目标是给您提供一些工具，教会孩子独立入睡。

如果我们教会孩子独立入睡，他们就可以整晚保持睡眠了。幸运的是，教会孩子这一技巧并不困难。

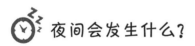 ## 夜间会发生什么？

CSHQ（附录C）包括很多关于夜间睡眠的问题：

- 孩子夜间醒来几次？
- 孩子如果夜间醒来，那么是何时醒来？
- 孩子醒的时间有多久？
- 孩子每周有几个夜间会醒来？

- 孩子夜醒时，您怎么办？

- 孩子夜间会从一个地方去到另一个地方吗？

- 孩子做噩梦吗？

- 孩子说梦话吗？

- 孩子有梦游症吗（会在睡梦中起来活动）？

- 孩子睡眠中动得太多了吗？

- 孩子有大声打呼噜吗？

- 孩子睡眠中有用力地用鼻子呼吸和／或喘气吗？

- 孩子睡眠中磨牙（牙科医生会发现）吗？

- 孩子夜里尿床吗？

有些问题与导致睡眠差的医学原因有关。我们在第二章论述了医学方面的担心。如果孩子习惯性夜醒，则要把这一情况及时告诉您孩子的医疗服务提供者，并仔细检查这些问题。如果有潜在的医学原因，可在孩子睡着的时候进行录像，以便更清楚地了解夜间的状况。确定孩子的睡眠问题是否由医学原因引起，这一点非常重要。

在您尝试探究可能的医学原因时，您仍然可以改变一些事情来帮助孩子睡得更好。例如，孩子夜间可能因多种原因从一个地方去到另一个地方。有时候可能是因为医学问题，但有时候这与夜间发生的事情有关。您完全可以同时处理医学问题和行为问题。您孩子的医疗服务提供者可以确定孩子夜醒是否由某种医学原因引起，而您可以改变孩子的就寝程序和睡眠安排。例如，孩子或许在午夜被噪声吵醒而从一个地方去到另一个地方，您就可以努力让周围的环境更安静些。即便孩子的夜醒与一些医学原因有关，这样做也能让孩子睡得好些。

无论孩子夜间醒来的原因是什么，这时候与孩子的互动都要"简短和平淡"。这种方式甚至适用于因噩梦而醒来的孩子。最好的方式是保持冷静，给孩子以安慰，但不要花太长时间与孩子讨论噩梦。有关噩梦的讨论可以等到第二天白天进行。在应对夜醒时，您的当务之急是确保孩子夜间安全和避免受到伤害。

孩子不在家里睡时会怎样？

一些 ASD 儿童在家里可以睡得很好，但在新环境中会出现问题，如在度假或露营时。不在家睡时出现的问题往往会让孩子和家长感到烦躁，也会使家庭度假和孩子参加外出活动变得困难。第九章会谈到如果孩子需要在一个新的地方睡觉，您该怎么办。

孩子白天做的事情会对夜间睡眠产生怎样的影响？

孩子白天做的事情确实能够影响他们夜间的睡眠。您需要考虑以下问题。

- 孩子每天进行多少运动？
- 孩子白天能够接触多少自然光？
- 孩子的饮食中含有多少咖啡因？
- 孩子小睡吗？

- 孩子是如何使用卧室的?
- 孩子白天有压力吗?

我们先简要讨论这些问题的重要性,在第六章再为您提供处理这些问题的具体指南。

孩子每天进行多少运动?

早上的身体活动有助于睡眠。如果每天在同一时间进行运动,所有人(不仅仅是 ASD 儿童)都能睡得更好。尽管每天都做到这样不太可能,但睡前要尽量避免孩子进行太多的活动。临睡前过于兴奋和刺激过度会让孩子太过清醒,干扰睡眠。

孩子白天能够接触多少自然光?

孩子白天要接触尽可能多的自然光,但接近就寝时间时却尽量不要。白天接触阳光有助于我们保持清醒,使褪黑素的自然分泌维持在较低的水平。褪黑素是人体分泌的一种荷尔蒙,对调节睡眠非常重要。褪黑素又被称为"黑暗荷尔蒙"(hormone of darkness),是因为黑暗中我们会分泌褪黑素。

阳光会减少褪黑素的分泌。所以,当我们白天需要保持清醒和活跃时会要求多一些的阳光,而要睡觉时光线应尽量微弱。即使短暂接触强光也能造成褪黑素水平的下降,使入睡变得困难。

孩子的饮食中含有多少咖啡因?

孩子白天的饮食也可能会影响他们夜间的睡眠。咖啡因是干扰睡眠最常见的一个因素。很多食物中都含有咖啡因,包括咖啡、软饮料、茶、巧克力牛奶、咖啡冰激凌、某些糖果、某些饼干和黑巧克力。

美国政府并没有制定儿童摄入咖啡因的指南，但加拿大却有。加拿大的指南中指出，4～6岁的儿童每天摄入的咖啡因不能超过45mg；7～9岁的儿童不能超过62.5mg；10～12岁的儿童不能超过85mg；对于13岁及13岁以上的儿童，用孩子的体重（磅）乘以1.1来确定孩子每天能够摄入咖啡因的最大值（或者体重千克数乘以2.5）。

表4.1列出了日常食物中所含的咖啡因量。您可以用这个表格估算孩子每天摄入的咖啡因量。其他很多食物也可能含有咖啡因，我们鼓励您成为一名"标记侦探"（label detective）。有些薯条甚至也含有咖啡因！咖啡因的效果通常能持续3～5小时，但最长也可能持续到12小时。我们建议中午12点后要限制摄入咖啡因。有些孩子对咖啡因特别敏感，即便很少的量也可能会干扰他们的睡眠。此外，咖啡因摄入还会影响白天集中注意力的能力，以及造成身体问题，如头疼、肚子疼。

孩子是如何使用卧室的？

考虑孩子的日间行为时，您还要想一下孩子在卧室里都干了什么。您的孩子白天会在卧室里玩耍吗？孩子的卧室是被用作实施罚时出局（time-out）的地方吗？对很多人而言，建立卧室和睡眠的紧密联系非常有帮助。也就是说，床和卧室最好是只用来睡觉的。如果孩子在卧室里还进行其他的活动，那么建立床和睡眠之间的联系就会变得困难。

	容量[*]	咖啡量（毫克）	儿童每天用量
表 4.1　日常食品中的咖啡因含量			
例子：胡椒博士[①]	8 盎司	28	√√√√（5）
碳酸类			
可口可乐	8 盎司	23	
健怡可乐	8 盎司	31	
百事可乐	8 盎司	25	
轻怡可乐	8 盎司	24	
新奇士	8 盎司	28	
胡椒博士（普通和去糖）	8 盎司	28	
雪碧	8 盎司	0	
激浪	8 盎司	36	
咖啡因类饮料			
焦特	12 盎司	70	
红牛	11 盎司	80	
咖啡			
星巴克（中杯）	12 盎司	375	
星巴克（大杯）	16 盎司	550	
卡布奇诺	6 盎司	35	
低咖啡因咖啡	8 盎司	5	
茶			
冰茶	8 盎司	25	
斯纳普冰茶	8 盎司	21	
米斯堤克茶	8 盎司	17	
其他			
巧克力奶	8 盎司	5	
咖啡冰激凌	8 盎司	58	
黑巧克力	1 盎司	20	

*1 盎司 ＝ 28.35 克

① 译注：一种焦糖碳酸饮料。

如果您孩子在卧室里玩的时间很长，就会更难做到在就寝时间上床睡觉。孩子习惯了在卧室里玩，就希望能一直玩下去。

把孩子的卧室作为白天实施罚时出局的地方也会带来不利影响，孩子可能会对自己的卧室产生不好的感觉。如果感到心烦或害怕，那么入睡也就更加困难。我们会在第六章讨论如何让卧室或卧室的一块区域专门用来睡觉。

孩子小睡吗？

随着成长，孩子需要多长时间小睡、什么时间需要小睡，这些都会发生变化。学步儿童和学龄前儿童通常需要小睡。但是，如果大龄儿童白天小睡可能是因为夜间睡眠较差。要考虑孩子的年龄以及孩子是否仍然需要小睡。减少小睡的时间会让孩子在夜间更容易入睡。此外，考虑一下孩子什么时间小睡。最晚需要在下午 4 点之前不要再让孩子小睡。

孩子白天有压力吗？

ASD 儿童很容易出现焦虑或抑郁，特别是在青春期前后。检查一下在学校或其他场所有哪些事情会让孩子感到有压力。持续焦虑会让孩子夜间入睡更困难，想办法减轻白天的压力能改善其睡眠。

孩子晚上睡前进行哪些活动？

除了对可能影响孩子睡眠的白天活动进行分析外，关注孩子睡前的几小时在家里做些什么也至关重要。您需要特别考虑以下几个方面。

- 孩子晚上都做些什么?
- 您如何调暗室内光线?
- 您孩子有晚间常规吗?

晚间活动为就寝做好准备

孩子最好能够在睡前 1 小时内进行一些简单、放松的活动。如果孩子在上床前能让自己安静下来,也就更容易为睡觉做好准备。临睡前让孩子进行很多身体活动,常常会让孩子难以入睡。

想一下孩子睡前是否进行了一些过于困难或耗能的活动。如果可能的话,尽量进行一些轻松而安静的活动。记住,即使一项活动很简单,也未必是很好的晚间活动。例如,看恐怖的电视节目是一项简单的活动,但会让孩子太过兴奋。想一下什么时间孩子会进行一些刺激性的活动。做这些活动的时间是否离就寝时间太近了? 如果您的孩子十几岁,您要清楚孩子在晚上使用电脑和手机的情况。要一下子完全限制这些活动或许不可能,但在睡前一段时间让孩子"不插电"(unplugged)或许有助于睡得更好。考虑让孩子做一些安静的晚间活动,如舒缓按摩、深呼吸,或身心放松的瑜伽动作。

您如何调节房间里的光线?

睡前一个小时,您要把房间的灯光尽量调节到最暗。正如我们已经说过的,夜间光照会干扰睡眠。房间里有很多不同的光源。电视机、电脑和其他电子设备均可以发出光亮,因此睡前一个小时内要限制孩子使用它们。

近期一项研究[2]表明,将 iPad 屏幕亮度设置到最强,连续使用两个小时后就会抑制人体夜间褪黑素的正常分泌。如前所述，褪黑素的分泌对帮助我们夜间入睡非常关键。在睡前一个小时最好限制孩子使用 iPad 或同类设备，当然您也可以为这些设备安装能够降低屏幕亮度的应用程序，使其在一天的不同时刻自动调暗屏幕。

您孩子有哪些晚间常规？

孩子每天晚上都做些什么？活动是否有规律？孩子什么时间完成作业？其他活动呢，如洗澡、洗头、刷牙？很多 ASD 儿童存在感觉问题。这些方面的困难会让孩子难以完成临睡前的自理活动，如刷牙。如果孩子进行这些活动时非常心烦或兴奋，则会干扰夜间的入睡。完成作业也不是那么容易，或许会增加压力和焦虑。晚上比较难的任务要尽量安排得早些，这样孩子还能有放松的时间。

孩子的就寝程序是怎样的？

以下这些问题供您思考。

- 孩子的就寝程序何时开始？
- 就寝程序持续多长时间？
- 就寝程序都包括哪些活动？
- 孩子的就寝程序共包括几项活动？
- 这些活动是使人平静放松的吗？
- 孩子每晚都进行同样的活动吗？
- 孩子以一定的顺序进行这些活动吗？

我们发现，孩子每晚上床前都进行有规律的活动会有好处。我们在第六章会讨论如何帮助 ASD 儿童成功建立就寝程序。此外，每天晚上一定要在同一时间开始就寝程序。良好的就寝程序时长应保持在 15 ～ 30 分钟，仅限几项简单、安静和放松的活动。孩子每晚都按照固定的顺序做每一项活动，完成就寝程序。

您如何形容孩子的睡眠环境？

孩子的睡眠环境应尽量舒适。要实现这个目标，您要考虑以下因素。

- 温度
- 材质
- 气味
- 声音
- 光线
- 物品
- 人

接下来我们会逐一讨论这些因素。您在阅读完孩子睡眠环境有关的内容后，可能会想做些改变，以帮助孩子睡得更好。如果您并不确定孩子会对此做何反应，您可以花几分钟在孩子的卧室里躺一会儿，想一下孩子对上述因素可能如何反应。您或许会觉察到之前从没有留意过的气味和声音。您可能会听到家人在房子里来回走动时地板发出的吱呀声。您也可能会注意到翻身时孩子的弹簧床垫发出的声响。

温度

睡眠研究人员已经明确，睡眠环境的温度会影响睡眠。多数人在凉爽的睡眠环境里会睡得更好。您要确保孩子睡觉时温度是适宜的，能够促进睡眠。在凉爽些的房间里孩子更容易睡着，但重要的是，要让孩子感觉舒适。很难推荐一个通用的特定的室内温度，因为不同的人对温度的舒适感觉多少都会有些不同。通常而言，多数人在 18 ～ 22℃ 的房间内会感到更舒适。您或许还要根据孩子盖的毯子的情况来调整温度。很多孩子睡觉时喜欢盖多条毯子或一条比较厚的毯子。如果是这样的话，您可以把房间的温度调低些，让孩子不会感觉太热。

材质

考虑一下孩子的睡衣和床上用品。有些孩子睡觉时喜欢多穿或铺盖很多层，但一些孩子并不喜欢这样。有些孩子喜欢特定材质的衣服或床上用品，不喜欢过紧或过松的衣服。再考虑一下孩子会不会对睡衣标签、线头和腰带感到难受。还要考虑一下哪些床上用品让孩子感到舒适，哪些会让孩子感到兴奋。有些孩子对睡在能够反映自己某方面兴趣的床单上感觉舒服，另一些孩子则可能对带有特别图案的床上用品情有独钟。了解这些偏好能够帮助您把孩子的床布置得令其舒适而放松。

气味

有没有特定的香味会让孩子感到愉快？有没有某种气味令孩子感到苦恼？ ASD 儿童可能比普通孩子对气味更加敏感，我们可以利用气味促进孩子拥有良好的睡眠。例如，将特定气味和就寝联结起来，或许能够起到一定的安抚作用，让孩子感觉睡得舒适。还有床上用品的洗涤剂的气味也要考虑到。有些孩子可能会受到洗涤剂气味的干扰，或许在无香味洗涤剂洗过的床单上睡得更好。

声音

多数孩子在安静的房间里睡得更好。想一下孩子努力入睡的过程中会听到什么声音，夜间又会听到什么声音。ASD 儿童往往比其他儿童更容易觉察到声响，也更容易受到声音的干扰。如果孩子听到来自电视、收音机和其他声源的噪声，会更难以入睡。而当这些噪声停下来，孩子也可能会夜醒。家里日常的噪声也可能会对孩子产生一些压力。

您的孩子可能睡眠很浅。即便很安静，孩子也可能会因为夜间轻微的响动而醒来。您要考虑哪些声音能够安抚孩子，哪些声音会干扰孩子的睡眠。

光线

尽管使用夜灯是没有问题的，但夜间最好熄灯或者把光线调到最弱。即使孩子夜里醒来的时候，也应尽量不开灯。想一想孩子卧室内或附近有哪些光亮，包括来自电子设备、路灯、户外照明和其他房间的灯。

物品

孩子卧室里都有什么？有很多玩具吗？有电视机吗？有电脑吗？对一些孩子来说卧室里有这些物品可以睡得很好，但对有些孩子来说一想到有那么多喜爱的玩具或物品在自己边上反而会过于兴奋。您可能需要在孩子就寝时把一些物品收起来。很多 ASD 孩子需要很多安抚物才能入睡。思考一下这种习惯是否会干扰孩子的睡眠。

人

很多孩子会与其他人共用一个卧室。这些人通常是兄弟姐妹。其他家庭成员也可能会和孩子共用一个房间。很多孩子，不管是否有 ASD，都喜欢有人陪他们一起睡。只要所有人都能睡好，睡在同一个房间就不是个问题。如果孩子有睡眠问题，您或许需要考虑一下同房睡的人做了什么会让孩子那么清醒。兄弟姐妹是否会在房间里说话？是否在听音乐或打电子游戏？

您可能会让孩子们在不同的时间点睡觉，等一个孩子睡着了，再让另一个孩子上床睡觉。这种情况下可以在两个床之间挂一个隔帘。还有一个可能奏效的方法就是制定明确的规则，并对遵守就寝程序的孩子给予奖励。例如，您告诉孩子"熄灯后不能说话"，如果孩子遵守这一规则的话，第二天早上就要给予奖励。第六章和第七章将提供更多有关需要陪睡孩子的信息。

对孩子的睡眠习惯有了详细的了解之后，我们可以着手制订计划，帮助孩子睡得更好。我们将在接下来的章节中讨论做出改变的方式。

参考文献

1. V. M. Durand, *Sleep Better! A Guide to Improving Sleep for Children with Special Needs*, rev. ed. (Baltimore: Paul H. Brookes, 2013), 111–12.
2. B. Wood, M. S. Rea, B. Plitnick, and M. G. Figueiro, "Light Level and Duration of Exposure Determine the Impact of Self-luminous Tablets on Melatonin Suppression," *Applied Ergonomics* 44, no. 2 (March 2013): 237–40.

第五章

与孩子的医疗服务
提供者进行合作

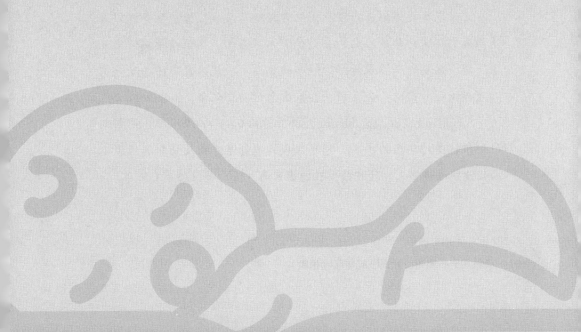

斯科特是一个六岁大的 ASD 男孩，他晚上很容易入睡，但是会很大声地打呼噜，而且半夜会醒来很多次。他的父母会运用一些适当的策略来帮助他入睡，但是一个小时以后，他又会醒过来。

父母与斯科特的医疗服务提供者进行了一番交流，医疗服务提供者建议他们去咨询睡眠专家。睡眠专家与斯科特的父母进行了交流，并对斯科特进行了测试，还提供了一份睡眠报告。这份报告显示斯科特有睡眠呼吸暂停综合征，有这种症状的人在夜间睡眠时会出现周期性的呼吸暂停，每次时长至少是两次呼吸。打鼾可能是睡眠呼吸暂停综合征的一个症状，因为打鼾会关闭呼吸道。报告还指出斯科特的扁桃体已经增大并阻塞了他的呼吸道，只有解决这些问题，斯科特才能整夜安眠。

珍妮弗是一个五岁大的 ASD 女孩。她在晚上会对睡觉十分恐惧，因为害怕有怪物潜伏在她的壁橱里。她其实白天也一直处于恐惧之中。她很害怕被单独留在幼儿园里。白天散步时，她会害怕邻居家的狗冲破电子栅栏来袭击她。虽然父母已经尽力去改善珍妮弗的睡眠，例如为她安排一个令人放松的就寝程序，该程序包括她最喜欢的两个活动（画画和阅读），但是每到快要睡觉的时间，珍妮弗还是愈发恐惧。

父母跟珍妮弗的医疗服务提供者进行了交流，医疗服务提供者建议他们就这种焦虑症向儿童精神病学家咨询。这位精神病学家开了一份小剂量的药物来治疗珍妮弗的焦虑。珍妮弗每周还去见一次心理咨询师。咨询师会运用一些策略来帮助珍妮弗，如认知行为疗法（cognitive behavioral therapy，以下简称 CBT）。认知部分是帮助珍妮弗转变对恐惧的态度，行为部分是进行深呼吸及采取其他策略来促使她平静下来。珍妮弗现在能很容易入睡，并且整夜安眠了。

本书提供的策略侧重于用教学技巧来帮助 ASD 孩子睡得更好。然而，正如第二章提到的，ASD 孩子睡眠不好的原因有一些是医学上的，如果这些问题没有被解决的话，那么"为什么您的孩子不能睡好"这一问题的关键原因将会被遗漏。以上关于斯科特和珍妮弗的故事是很好的例子，它们说明了为什么和您孩子的医疗服务提供者进行合作非常重要。

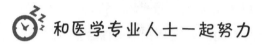

和医学专业人士一起努力

如果孩子的睡眠情况令人担心，我们鼓励您与孩子的医疗服务提供者进行沟通，并且将这本书给他们看，让医疗服务提供者明白您正在积极努力地帮助自己的孩子睡得更好，并且想要和他们一起组成团队共同努力。医护人员在寻找 ASD 儿童潜在的医学问题上十分有经验，这些医学问题中很多都会影响孩子的睡眠，包括胃肠道问题、皮肤问题、焦虑、睡眠障碍（例如睡眠呼吸暂停综合征），以及其他一些原因（见第二章）。

在医疗服务提供者与您和孩子进行交流，并完成对孩子的测试之后，接下来就可以确定行动方案了，可能会包含以下这几项安排。

- 咨询医学专家。可能会是睡眠专家（寻找睡眠障碍，如睡眠呼吸暂停综合征），可能是胃肠病学家或胃肠道专家（寻找引起睡眠问题的胃肠道原因），甚至是牙医（如果牙齿疾病影响睡眠的话）。
- 安排一项测试。例如通过一项睡眠调查问卷来检测是否有睡眠呼吸暂停综合征，或是通过血液检查看是否缺乏铁元素现象。

●开始进行药物治疗，如服用补铁剂或褪黑素，当然也可以用其他药物。

　　在完成测试或者咨询专家、药物治疗开始之后，您孩子的医疗服务提供者应该再次与您约见，并且讨论接下来的步骤。在此期间，可以继续阅读本书并运用书中不同的策略。这些策略不会伤害您的孩子。在您和医疗服务提供者共同解决了任何一项医学问题之后，就会发现自己对策略的学习及应用会变得越来越顺利。

　　对阻碍孩子睡眠的医学问题的研究是在本书内容范围之外的。但是接下来的章节将涉及一些医学问题。这些医学问题，是我们亲眼所见，在有睡眠困难的 ASD 孩子身上出现的。

异态睡眠

　　彼得是一个五岁大的 ASD 男孩。每隔几个月，他的睡眠问题就会发作一次。在入睡两小时后尖叫着醒来，他的父母很难安抚好他，他会睁着眼睛笔直地站在床上，即便如此，他仍然是处于睡眠状态。事后，他无法回忆曾发生的这些事情。他的父母，和孩子一样，都是梦游患者。

　　父母与彼得的医疗服务提供者进行了交流，医疗服务提供者认为这些发作性症状的表现最符合"睡惊症"（sleep terrors）——一种异态睡眠或睡眠中的不正常行为。因为这些发作性症状的发生还不是很频繁，所以儿科医生向彼得的家人表示这种睡惊症目前是没有危险的，但是也很有可能会恶化。他强调在彼得睡惊症发作时要确保他的安全。

异态睡眠在儿童当中很普遍，而且其家人也会有这种情况，但这种情况是否在 ASD 儿童中更加普遍还不是很清楚。其他和睡惊症相类似的异态睡眠有梦游（就是在睡着时行走）和觉醒混淆（孩子可能会因为一些巨响或很想去卫生间而醒来，在表现出令人困惑的行为后，继续回去睡觉）。

有时候异态睡眠会发生在当孩子的睡眠比平时要少时，或室内活动较多时，如在假期中。此时最重要的一点就是要保证孩子的安全，不要摔下来或者进到会伤害他们的环境里。很多家长会放一些铃铛在孩子房间的门口，以此来提醒他们不要走出自己的卧室。建造安全的楼梯和大门也十分重要。随着孩子年龄的增长，发生意外事故的次数会逐渐减少，并在青年或成年时逐渐消失。

有时癫痫发作看起来很像异态睡眠。如果孩子每次有发作性症状时都做出同样的事情，例如伸出一个手臂，用一种特定的方式移动他的头部或者转动眼球，或者身体僵硬地不停摇晃，这就表明很可能是癫痫发作了。如果是这样的话，儿科医生很可能会请癫痫症专家来做进一步检查。ASD 儿童比其他儿童更易患有癫痫，但癫痫不一定在晚上发作或者类型不一定很特定。

睡眠相位后移症候群

玛丽是一个十三岁的 ASD 女孩。在过去的一年多，她很难入睡，往往要熬到午夜时分。她通常不会很早就感觉困乏，但一旦入睡后又很难醒来，不能在 7:30 按时到学校。她的家人也喜欢晚睡，特别是在他们的青年时期。然而玛丽的睡眠习惯很健康，她不食用咖啡因，放学后会慢跑，晚上上床前会阅读一些令人放松的书籍，也不会在睡前一小时内使用电脑。

玛丽的医疗服务提供者诊断出她患有"睡眠相位后移症候群"——在该睡觉的时候她的身体还没有准备入睡，她的生物钟并不能很好地同步。即使玛丽的睡眠习惯良好，她还是有睡眠问题。对玛丽来说最有效的治疗方式就是早起，沐浴阳光。她将自己的慢跑时间换成了早上，从而多晒些太阳。

导致这种状况的原因就是我们的生物钟（昼夜节律）被推迟了。这些人的睡眠本来是正常的——只是开始的时间和结束的时间（睡眠阶段）推迟了。就像异态睡眠一样，这种症状在家人中也会出现。睡眠相位后移症候群并不一定在 ASD 儿童中更加常见。这种症状的发作似乎在青少年时期变得更糟，也许是受荷尔蒙分泌的影响，也与他们经常要熬夜完成作业或与朋友聊天有关。

早上的阳光能帮助"矫正生物钟"和使睡眠阶段提前，孩子晚上更加容易入眠。在冬季，可以用灯箱发出明亮的光线。孩子们可以在准备上学时坐在灯箱前或者戴一个浅色帽舌来获得一些光照。此外，因为光线可能会有副作用，并影响孩子的情绪，所以在使用这些设备前须与医疗服务提供者进行确认。

焦虑

很多儿童及青少年不管有没有 ASD 都会时不时地感到焦虑。就像上面故事中提到的珍妮弗那样，他们小时候会担心怪物，长大后会害怕社交场合（如上学）。只要它们不影响孩子在家中或学校里能力的施展，这种焦虑就不是医学问题。

如果焦虑影响了孩子能力的施展，就成为一种医学问题了。ASD 儿童比其他孩子更能体会到焦虑带给他们的困扰，但好消息是焦虑是很有可能被治愈的。

正如珍妮弗的故事中提到的，一种治疗焦虑的方法就是认知行为疗法。这包括使孩子学会掌控他们的恐惧（认知部分），以及学习如何放松自己（行为部分）。药物也可以用来减少焦虑，但有一些药物是有副作用的，如影响睡眠，因此要与医护人员仔细探讨这些药物的利弊。

睡眠呼吸暂停综合征

睡眠呼吸暂停综合征就是在睡眠中出现周期性的呼吸暂停，每次时长至少是两次呼吸。这种睡眠呼吸暂停（呼吸暂停）是因为大脑出现问题而引起了中枢性睡眠中呼吸中止，或呼吸道阻塞（如扁桃体肥大）引起了阻塞性呼吸暂停。打鼾是睡眠呼吸暂停的主要标志之一，但紊乱的呼吸也可能是一个信号。此外，因为晚上睡眠中断，孩子白天可能昏昏欲睡或是过度活跃。（与成人不同的是，如果孩子晚上睡眠中断在第二天白天反而会比往常更加活跃。）

导致睡眠呼吸暂停的一个因素就是家族病史，因为家族中人的面部结构相似（如大舌头、小呼吸道）。其他的因素包括超重，或是面部结构特殊（如唐氏综合征）。

如果您的孩子被怀疑得了睡眠呼吸暂停综合征，可以通过一整夜的睡眠状况分析确定他是否有呼吸停止现象（见本章"进行一次睡眠状况分析"）。治疗方法包括移除扁桃体或扁桃体（可能会阻塞呼吸道的两个结构），让孩子睡在大人身边，帮助孩子减轻体重，或者是持续正压通道治疗，即利用空气来打开阻塞的呼吸道，从而缓解阻塞。

嗜睡症

嗜睡症是一种大脑疾病所引起的白天过度嗜睡的病症。虽然这种症状的原因还在探索之中，但它很有可能是由于缺乏食欲肽——一种促进大脑清醒的大脑化学物质导致的。有研究认为是身体的免疫系统错误地袭击了下丘脑（大脑控制苏醒和睡眠的部分）中含食欲肽的脑细胞。

嗜睡症的其他症状有：有时会体验到快速眼动睡眠（梦眠状态），人在通常情况下不会体验到这种睡眠状态。其症状包括：

- 生动的梦境
- 当入睡或醒来时感觉自己瘫痪了（不能移动自己的肌肉）
- 当入睡或醒来时有睡眠幻觉（听到或看到并不真实存在的东西，就好像在梦中一样）
- 情感亢奋诱发的猝倒症（失去肌肉张力而摔倒在地或是从手中掉落物体）

也许以上的这些症状都不存在，只是嗜睡。可以通过仔细地临床诊断和整夜的睡眠状况分析（以排除引起嗜睡症的其他原因，如睡眠呼吸暂停综合征）对嗜睡症做出诊断。白天的研究也要做，它可以用来测量孩子入睡需要多长的时间，以及孩子是否很快进入快速眼动睡眠中（嗜睡症的症状之一）。嗜睡症也有药物可治疗，用来提高睡眠中的警觉性和减少昏倒等症状。

⏰ 不宁腿综合征（RLS）

不宁腿综合征（RLS）是指腿感到不适，同时十分想要移动腿的一种疾病。这种不适症状包括很多方面，表现为爬行、瘙痒、龟裂和刺痛，然而对于 ASD 儿童来说这些症状很难描述。这些症状通常会在夜晚变得更糟，孩子坐下或躺下后，只能通过移动或摩擦腿得到缓解。有不宁腿综合征的孩子在睡眠时可能会不断地移动腿，将床单弄得乱七八糟。父母将这种睡眠描述为"不宁"。

当不宁腿综合征干扰睡眠中的孩子时，这种睡眠的中断会导致白天嗜睡或是其他行为问题，如易怒、情绪低落、注意力不集中，或多动。如果孩子描述出不宁腿综合征的一些症状（例如说他们有爬行、瘙痒、龟裂或刺痛的感觉）或表现出这些症状时（例如在睡眠时想要摩擦自己的腿，特别是他们睡得很不安分时），就应该检查一下他们的血铁蛋白水平。铁蛋白水平是一个血液检查项目，用来测量身体中储存有多少铁元素。低水平的铁元素储存量可能会导致不宁腿综合征。

不宁腿综合征在 ASD 儿童中是否更加普遍还不得而知，但是 ASD 儿童出现不宁腿综合征的风险更大，因为当他们挑食或处于特殊饮食阶段时，就无法吸收足够的铁元素。一般情况下，铁蛋白的正常水平是高于 $10 \sim 20 \text{ng/ml}$，但如果患有不宁腿综合征的人的铁蛋白水平低于 50ng/ml，很多专家也会建议其补充铁质。除了铁蛋白补充剂，其他药物也可以帮助治疗不宁腿综合征。

💤 磨牙（磨牙症）

磨牙，也称磨牙症，表现为孩子磨或咬紧自己的牙齿。它既可以发生在白天，也可以发生在晚上。其原因尚且未知，但是焦虑和紧张是两个重要的因素。磨牙也可能是因为顶部和底部的牙齿长得不够准确对齐，也可能是对于疼痛的反应（如耳朵疼）。ASD孩子是否比普通孩子更容易出现磨牙症还不得而知。

当磨牙定期发生时，牙齿就会被磨损或变得过于平整。继而孩子会有下巴疼痛、头痛或耳朵痛等症状。对磨牙的治疗措施就是带上防护牙托来保护牙齿。牙医可以判断出孩子是否磨牙，从而给孩子提供适合的防护牙托。

🕑💤 进行一次睡眠状况分析

如果怀疑孩子有睡眠呼吸暂停综合征，就可以通过一项睡眠状况分析来确定孩子是否真的在睡眠时停止过呼吸。它还可以确定呼吸暂停的次数是否频繁，是否导致血液中含氧量水平过于低下，从而确定治疗的必要性。

在进行睡眠状况分析时，孩子需要整夜待在医院或是在睡眠实验室中。会有很多的电极（传感器）连接到他的头皮、胸部和腿上，这样他的呼吸、生命体征、腿的移动等就能在睡眠中得到监测。足够时间的睡眠后，一张有关他睡眠情况的图像就会清晰地呈现出来。具体来说，这项评估会展现出孩子是否停止过呼吸或者频率如何，而且他移动的时间、不同阶段的睡眠时间都能显示出来。做这种分析同时还可以做一份整夜的脑电图，以此查明夜间是否有癫痫活动。

进行这种睡眠状况分析并不会带来疼痛，您只需要和孩子一起在一张单独的床上过夜。然而有些孩子可能很讨厌那些带有凝胶的电极。还有些孩子可能因为睡在一个新的房间，同时身上又通有很多电线，而很难入眠。

如果您的孩子需要做一次睡眠状况分析，您可以采取一些措施使整个过程进展得更加顺利。找到您可以拜访到的睡眠研究室，您可能想要自己先去考察一下，然后再另选时间和孩子一同前往。您也可以向孩子讲述将要发生的状况。如果那家睡眠研究室或者是睡眠中心允许的话，您甚至还可以拍一些仪器设备的照片，这样孩子事先就能知道哪些仪器将会被用到。

以下是很典型的睡眠状况分析的步骤。

√ 检查孩子的身高和体重

√ 检查血压

√ 检查体温

√ 穿上睡衣

√ 用卷尺测量孩子的头部大小

√ 用马克笔来标记使用电极的区域

√ 用清洁凝胶和棉签来清洁头部

√ 用凝胶和胶带将电极固定在孩子的头部

√ 用纱布包裹住孩子的头部

√ 把传感器放在孩子的胸部

√ 将带子放在孩子的胸部和胃部

√ 将传感器放在孩子的两个腿上

✓将传感器放在孩子的手指或脚趾上

✓将鼻插管放在孩子鼻子下方

✓将一个传感器放在鼻插管上

✓让孩子去睡觉

确保孩子知道您会一整夜都和他待在一起。年龄大些的孩子和青少年可能对观测步骤和传感器感兴趣。例如，您可以借此向孩子解释，放在胸部的传感器可以提供整夜心率的信息，在腿上的传感器可以告诉研究者他是否在睡眠时不停地移动自己的腿。注意您在描述这些步骤时所用到的词汇。有些孩子还喜欢了解一些具体的规定和技术细节。对另一些孩子来说，用一些熟悉的词汇向他们简单地解释会更好。在第六章我们将更多地探讨如何使用可视化作息时间表。

分散孩子的注意力，安慰孩子：正如您所看到，这里有很多的步骤。进行一次睡眠状况分析需要 30 分钟。在进行操作的过程中分散孩子的注意力，这样效果会比较好。您可以带上孩子最喜欢的电影碟片、电子游戏或其他一些容易使孩子在准备阶段安静下来的东西。你可以将这些活动留到进行状况分析的这个晚上。孩子可能会对好几天没看的最喜欢的电影更加期待。这同样适用于电子游戏。

带上孩子睡觉时常用的安抚物。毛绒玩具、特殊的毯子以及喜爱的物品，这可能会使他感到自在得多。因果玩具（cause-and-effect toys）、吹泡泡（如果在实验室被允许的话）、能发出声音的玩具或书、音乐、灯光，以及油滴玩具①，这些玩具或活动也可以用来分散孩子的注意力。如果您的孩子喜欢或能在一些特定的音乐中平静下来，那

----

① 编注：油滴玩具也叫油滴沙漏、油漏。在密封的透明容器里装着两种不同密度的液体（水和油），将玩具翻转放置，油就会像沙漏那样，从小孔里一滴一滴地滴下来。

么可以在这一过程中使用这些音乐。如果想使您的孩子在这段时间内手中有事情可做，"减压玩具"（fidget toys）是一个不错的选择。如果孩子想知道不同的步骤所花费的时间，您还可以使用各种有趣的计时器，如那些利用沙子、水和油来显示时间的计时器。

您还可以为孩子制作一份可视化作息时间表，这样他就能掌握每一个阶段的进度。在为这项分析做准备期间，如果孩子知道接下来会发生什么，以及他应该做什么，他的焦虑将会减少。

孩子每完成一个步骤都要表扬他，让他知道自己表现得多么出色。您可以考虑在他完成一个步骤时给他一些小奖励。如果孩子有一些特殊的兴趣，您可以用与这些兴趣有关的小贴纸来奖励他。

为您的孩子制定步骤：有时对步骤做出一点点改变会使事情进展得更加顺利。您可以开始时用简单的步骤，结束时用较难的步骤。或者在准备的过程中给孩子一些选择，这样可能会更有帮助。例如，可以由孩子选择谁来控制设备（你、技术人员或者是他自己），由他观察传感器放置在他头上的过程，或者由他决定是坐在椅子上还是坐在你腿上。您还可以给他提供要什么奖励的选择权。例如，提供可供选择的贴纸，告诉孩子在将传感器安置在他头上之后，他可以选择其中一个贴纸作为奖励。实际上很多孩子会更多地将注意边放在选择哪个贴纸上，从而减少了对实际操作过程的担忧。如果让孩子坐在椅子上或是您腿上的话，他会表现得比躺在床上更好。

和在睡眠实验室工作的人进行沟通，看看在实际操作中可以如何灵活地处理。如果您能提前和相关人员交流具体会发生什么，以及如何和技术人员一起合作来获得一次很积极的体验，那么这会对孩子更有益处。您要尽可能地在此过程中保持冷静和放松，因为这样也会使您的孩子感到不那么紧张。在这一章节我们所讨论的很多方法都来自一篇优秀的文章，作者是伊丽莎白·萨伦巴（Elizabeth

Zaremba）和她的同事们。[1]

脱敏：有些孩子在进行睡眠状况分析时还需要额外的帮助。他们可能需要渐渐地去适应那些步骤，这叫作脱敏，意思是让孩子对那些步骤不那么敏感。您和孩子可以练习一些步骤，从而一点点帮助他慢慢适应。

每次缓慢地进行一个很小的步骤，可以使脱敏的效果达到最好。如果您的孩子很不愿意让别人碰他的头，可以先学会允许别人很快速地（几秒钟）碰下他的头。然后逐渐增加施加在头上的压力和时间。当孩子渐渐接受这个过程的每个步骤时，他就能得到奖励。当你们在连接每个步骤时，您也可以给孩子提供一些干扰。您也可以用一个娃娃配合您的练习，展示给孩子看，然后让孩子和娃娃进行练习。最终，您的孩子就能够容忍将传感器放在他的头上。

如果孩子需要这种类型的帮助，就和你们的医疗服务提供者进行交流。他可能会为您推荐一个专家，让专家为孩子提供脱敏的帮助，或者指导您和孩子在家中完成一些步骤。他可能还会提供给您一些在分析中用到的样品，这样您的孩子就能事先演练，以便在真实场景中感到更加舒服。

药物和助眠

一些家长想知道为什么他们的孩子不能简单地通过药物来获得更好的睡眠。毕竟，有些成年人睡不好时，就会利用药物助眠。然而药物是有副作用的。您要懂得，当孩子学会如何靠自己而不是靠药物入睡时，他们夜间醒来时会更容易靠自己回到睡眠状态。正是因为这些原因，我们一般不会轻易使用药物，而是首选如本书所述的教学策略。当然也有要使用药物的时候，您可以和医疗服务提供者商量选择。但是要记住，药物通常和教学策略一起使用才会发挥最大的效果。

如果 ASD 孩子入睡困难，或者不能保持睡眠状态的话，可以考虑使用褪黑素。褪黑素是一种自然分泌的激素，当睡眠时间到来时，它会向大脑发出信号。重要的是，务必要与您孩子的医疗服务提供者一起检查，以确保给孩子的褪黑素是安全的。褪黑素可能会影响正在服用的其他药物的药效。对医疗服务提供者来说，排除掉其他影响睡眠的医学原因也很重要，例如上面我们已经讨论过的睡眠呼吸暂停综合征、异态睡眠和癫痫等。市面上有很多不同品牌的褪黑素，要确保使用的是正规的品牌。

对于 ASD 孩子来说，一般要在睡觉前 30 分钟给他们服用褪黑素。但也有例外，那就是那些患有睡眠相位后移症候群的孩子。因为这些孩子的目标是改变睡眠时间，所以在睡前几小时服用褪黑素，效果会最好。

参考文献

1. Zaremba, E. K., M. E. Barkey, C. Mesa, K. Sanniti, and C. L. Rosen, "Making Polysomnography More 'Child Friendly': A Family-Centered Care Approach." *Journal of Clinical Sleep Medicine* 1, no. 2 (April 15, 2005):189–98.

第六章

准备睡觉

只会越来越好！

改善孩子的睡眠习惯

我们在第四章呈现了评估孩子睡眠习惯时您应该回答的问题。现在要开始介绍改善孩子睡眠的方法了。当我们讨论这些方法时，请记住您并不需要同时尝试所有的方法。您可以在开始时先使用一两种方法，过一段时间再做调整和改变，这样会更容易获得更大的成功。同时，要记住，我们讨论的是改善睡眠的理想情况，而且并不是所有的家庭都能够尝试所有的技术。从看起来最简单的方法开始吧，如果您还没有办法将某个计划的所有步骤付诸实施，也不必气馁，因为即使很小的改变也可能带来非常棒的效果。

很多方面综合起来才可能促进优质睡眠。让我们先来考虑一下，在说晚安之前，我们如何更好地帮助孩子入睡。

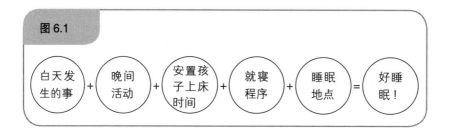

图6.1

白天发生的事 + 晚间活动 + 安置孩子上床时间 + 就寝程序 + 睡眠地点 = 好睡眠！

白天活动带来改变！

白天发生什么会对夜间睡眠产生影响。您可以通过关注孩子白天的日常活动，促使孩子获得良好睡眠。

- 体育活动

- 光线

- 食物

- 小睡

- 卧室使用

- 压力事件

保持运动

如第四章提到的，孩子白天需要进行大量的运动，晚上才能睡好。很多 ASD 儿童非常活跃。但是，也有的 ASD 儿童拒绝任何体育活动。您要发挥自己的创造性，尽可能想办法让孩子白天多运动。有些孩子喜欢瑜伽和舞蹈。有很多健身项目和舞蹈的视频可用来鼓励孩子。

这是米娅的家人激发她进行更多运动的案例。

米娅喜欢待在自己的游戏房间里玩毛绒玩具。她一天的大多时间都会安静地坐着，一点也不活跃。妈妈给米娅买了一些特别的动物贴画。她答应米娅，如果米娅能陪妈妈一起散步到街道的尽头，就给她一张贴画。她要是能再走回家，还会多得到一张贴画。米娅喜欢贴画。接下来一周里，米娅天天陪妈妈去散步。妈妈慢慢延长了米娅赢得一张贴画需要的步行距离。不久，米娅每天都能步行到公园一个来回，这成了她的日常活动。

努力确保孩子睡前不要做太过兴奋的运动。有些孩子放学后会参加一些运动或其他体育活动。这些活动有时候在晚上进行，安排得比较晚。如果您孩子在做了这些事情后能够有一段休息的时间，那上床后也更能够放松下来，做好睡觉的准备。

利用阳光

清早沐浴在自然光下会降低我们的褪黑素水平。白天我们想要低水平的褪黑素，因为这会让我们更清醒。早上第一件事就是拉开窗帘或遮光物，让阳光照射进来。经常到户外去，保持身体活跃。这样的话，孩子可以同时实现两个白天的行为目标：阳光照射和运动。

您的孩子在冬天可能难以得到足以降低褪黑素水平的阳光。因为冬天的白天短，多云，阳光少，而且在寒冷的天气里孩子也会减少外出活动。正如第五章所提到的，光照疗法或者通过灯箱获得更多的光照，对有些人来说，效果很好。在使用这些设备前请先咨询您孩子的医疗服务提供者。

注意饮食

儿童不应该进食含咖啡因的食品（美国国家睡眠基金会 http://www.sleepfoundation.org ）。咖啡因可能会导致以下几种情况。

- ✓ 干扰睡眠（研究表明，孩子摄入的咖啡因越多，睡得越少[1]）
- ✓ 抑制饥饿
- ✓ 影响健康（进食咖啡因类食物或饮料会影响对更营养的食物的摄入）

正如在第四章中讨论的，很多食物和饮料中含有咖啡因。有些孩子对咖啡因十分敏感，摄入一点就会对他们的睡眠产生巨大影响。我们建议，应当从孩子的饮食中完全去除咖啡因。这可能并不容易，因为要改变 ASD 儿童的饮食习惯实在太难了。这里有一些实用的方法有助于减少孩子日常饮食中，特别是饮料中的咖啡因含量。

首先，试着给孩子提供不含咖啡因的饮料。有些软饮料或碳酸饮料有含咖啡因和不含咖啡因两种类型。其次，您可以用其他饮料逐渐"稀释"含咖啡因的饮料。这里的诀窍是要逐渐稀释，不能让孩子发现任何变化。试着用 1/16 杯不含咖啡因的饮料代替等量含咖啡因的饮料。白水或其他不含咖啡因的饮料都是不错的选择。使用 1/16 杯无咖啡因饮料几天后，再试着用 1/8 杯的无咖啡因饮料来取代。

一些 ASD 儿童的味觉很敏感。他们能够分辨出不同食物间的微小差别，所以要想改变他们的饮食习惯，是很难的。对这些孩子来说，有效的方法是逐渐减少他们每次喝含咖啡因饮料的量。

尽管理想的目标是去除所有含咖啡因的食物，但可能也需要一些妥协，对于年龄较大的儿童和青少年尤其如此。许多在青少年中流行的饮料含有大量咖啡因。要告诉孩子咖啡因产生的影响，与孩子一起建立一些必要的规则。例如，在中午 12 点之后限制喝咖啡因饮料。您还可以参照在第四章讨论的内容，以确定孩子一天能够摄入的咖啡因含量。此外，您还应当考虑孩子是否服用了含咖啡因的药物。如果有这种情况，您要与孩子的医疗服务提供者讨论药物是否会对孩子的夜间入睡有所影响。

合理小睡

尽管学步儿童和学龄前儿童都需要小睡，但每个孩子小睡的需求并不相同。怎样才能搞清楚自己的孩子是否还需要小睡呢？当孩子错过某天的小睡时，父母就能很快知道孩子是否仍然需要小睡！随着年龄增长，有的孩子更不需要小睡。

有的幼儿白天没有小睡的话，晚上睡得更好。这里有个例子可以说明。欧内斯托一天总共睡 10 个小时。他晚上 10 点睡觉，早上 6 点起床。他午后小睡 2 个小时，晚上睡 8 个小时。父母希望他晚上能早点上床睡觉。他们观察到欧内斯托白天不午睡的话，精神也不错。于是，他们让埃内斯托在下午和傍晚一直保持清醒。这样他晚上 8 点就睡着了，一直睡到早上 6 点。他仍然得到了 10 小时睡眠。这似乎正是他需要的睡眠时间。他现在的睡眠合并成了一夜整觉。

我们建议在下午 4 点前结束小睡。过迟的小睡会妨碍孩子晚上的入睡。我们发现，一些青少年确实需要小睡。进入青春期后，孩子会睡得更晚。由于他们往往需要很早就起床，白天总是感觉很累。小睡一会儿可以让这些青少年恢复精神，但最好还是避免下午过晚小睡。因为短暂的小睡不大妨碍夜间良好的睡眠，所以我们鼓励青少年每天一次小睡（不超过 45 分钟）。

床是用来睡觉的

卧室应该只用来睡觉。在卧室与睡眠之间建立强大的联结很重要。如果孩子在卧室内唯一能做的事情就是睡觉，那么就更容易入睡。如果孩子白天在卧室里玩耍，就很难在准备睡觉前停止玩耍。

阅读、看电视、做作业、堆积木或玩电子游戏，最好是在其他房间进行。当然，并不是所有的家庭都有专门供孩子进行这些活动的房间。不过，孩子的床仍应该只是用于睡眠。您可以用布条、小毛毯或地毯划分出活动区域。在晚上大家都要睡觉时，把玩具和书籍放在箱子里，或用东西盖上。您也可以在准备睡觉时把这些东西放到卧室外。

我们建议移走孩子卧室里的电视、手机、电脑和其他电子游戏设备。有的孩子不喜欢这样。如果孩子习惯睡前看电视，您可逐晚降低电视的音量和屏幕亮度。记住，从小的变化入手比一下子完全改变更容易。您可能会碰到孩子不愿改变的情况。这里有一些例子，说明如何用稍做妥协、折中的方式把电视机从孩子的卧室里移除。

- 如果电视不在孩子房间里，您可以允许孩子多看一会儿电视。
- 用孩子真正想要的其他东西换电视。
- 如果移走电视，孩子可以晚睡会。
- 睡前可用一条毯子把电视盖上。
- 如果在睡前能够把电视放远些，屏幕转向墙，就可以把电视留在孩子房间里。
- 如果孩子早上起得足够早的话，就可以在上学前看一会儿电视。

我们遇到过一些孩子，他们更喜欢自己的卧室里有一个小宠物（如龟或鱼），而不是一台电视。可以把养小宠物的笼子放到原来放电视的地方。要当心的是，不要养夜行动物，如晚上会发出噪声的宠物鼠。当您想要把电脑或电子游戏设备移出孩子的卧室时，可以试试这些方法。

尽量避免在卧室里实施罚时出局和惩罚孩子，否则孩子可能对自己的卧室产生负面的感受，晚上更难入睡。如果可能的话，试着找另外一个地方对孩子进行管教，确保卧室是一个仅仅用来睡觉的地方。

卧室只能用来睡觉的另一个好处是，可以帮助孩子理解白天与夜间活动的区别。玩玩具和看电视都是白天的活动。如果孩子喜欢白天一直穿着睡衣，那么试着早上一醒来就给孩子换上白天应该穿的衣服。到了要睡觉的时候，再换上睡衣，这样就能让孩子明白：睡觉的时间到了。对于还没有上幼儿园的孩子而言，这有助于她了解白天的活动安排。对于年龄较大的孩子，当平时规律的作息安排因周末或假日发生变化时，这种常规也能使他们从中获益。

白天有压力，晚上难入睡

有时白天过于紧张会让孩子夜间难以入睡。ASD 儿童容易感到焦虑。他们难以赶走焦虑，放松下来。尤其是在过渡期（如学年开始或结束时），他们往往会出现睡眠困难。虽然这些压力情境往往只是暂时的，但有时仍必须考虑如何能减轻白天的压力，提高孩子晚上入睡的能力。用下面的一个例子来进行说明。

约瑟夫现在读二年级。他曾是一个睡眠很好的孩子，但有段时间晚上入睡困难。母亲对他的睡眠问题感到困惑不解。母亲并不知道，约瑟夫的老师在班里讨论过升三年级的问题。约瑟夫无法向母亲表达自己的担心。在一次家长会上，母亲得知约瑟夫拒绝完成数学作业。这更令人费解，因为他一直挺喜欢数学的，并且成绩很好。

母亲和老师交谈后才意识到，约瑟夫对将要离开二年级和心爱的老师很是担心。他们开始和约瑟夫一起努力，让他了解在三年级可以做什么。他拜访了新老师，并且看到了一些班级材料。他对三年级的感觉越来越好，晚上的睡眠也开始变好。

有些常规事件（routine events）也会让 ASD 儿童感到焦虑。考试、学校组织的郊游、聚会和其他学校日常活动都可能使一些孩子感到担心或不安。有的孩子可能有特定的害怕或恐惧，整天心烦意乱。一些如深呼吸、瑜伽等放松动作和可视化日程安排，能够帮助他们。认知行为疗法是一种非常有效的干预技术，能够帮助孩子减缓恐惧和焦虑。如果您的孩子感到十分焦虑，并且因此影响了日常生活，您就要考虑寻求懂这些技术的治疗师的帮助。在本章末尾，我们列出了一些针对儿童焦虑的书籍。

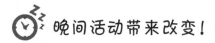

晚间活动带来改变！

睡前约 1 小时是让孩子做好准备，获得一夜好眠的好时机。以下是影响孩子睡眠的常见因素：晚间活动、光线和常规。

晚间活动——该做的和不该做的

一天快结束的时候通常还有很多事情要完成，而且还要为新的一天做大量准备工作。家务和作业都需要完成。许多家庭都是如此繁忙，以至于一天结束的时候都忘记了放松！

应避免的活动：放松和安定下来应该是每晚常规。孩子睡前能够放松约 1 小时的话，会睡得更好。这意味着困难或刺激的活动已经完成了。这些活动包括做运动、做作业、听亢奋的音乐、玩刺激的电脑游戏，或看令人兴奋的电视节目。睡前吵闹和充满活力的活动会使入睡更加困难。一定要避免过量的身体活动。虽然看起来孩子跑跳后会变得筋疲力尽，可以随时准备睡觉，但事实可能正好相反！大量兴奋的活动让孩子难以安静和放松下来。

舒缓的活动：试图让孩子做一些舒缓的活动，例如听音乐、阅读、画画或者玩某些玩具。与孩子一起讨论怎样才最有效，并拟出一份有助于在睡觉前感到平静和安定的活动清单。压力感会导致入睡困难，所以尽量避免临睡前讨论有挑战性的话题。如果需要跟孩子谈论令其感受到压力的事件，只要有可能，尽量在晚上早些时候进行。

放松技巧：我们建议您教会孩子如何放松。这些技巧可能是孩子在很多情况下都可以使用的终身技能。试着教会孩子这些技巧，并让她在白天感觉平静和快乐时练习。以后，在她需要的时候就能运用这些策略。

幼儿也可以学一些简单的放松策略。例如，他们可以学会深深地吸一口气，屏住，然后慢慢地呼气。您可以通过教孩子"吹蜡烛"练习这一技巧。您可以使用这一方法帮助孩子放松地呼吸。同样，"闻花香"的方法对有的孩子来说，效果良好。

年龄大的孩子和青少年可学习如何让全身变得紧张和放松。练习的一个方法就是让身体不同部位逐一变得紧张和放松。下面是进行这种方法的一个例子：

- 闭上双眼，紧紧闭住，然后慢慢地睁开。
- 皱起鼻子，好像什么东西很难闻，然后放松。
- 上下牙齿合拢，用力咬紧，然后让嘴松弛。
- 向前伸展左臂，然后垂下来。
- 向前伸展右臂，然后垂下来。
- 握紧左拳，然后松开。
- 握紧右拳，然后松开。
- 收紧腹部，然后放松。
- 脚趾使劲抓地，然后放松。
- 让全身松弛下来。假装自己是一个布偶或毛绒玩具。

您可以用安慰和积极的语调引导孩子完成上述步骤。在绷紧身体部位时，应避免感到疼痛或不舒服，有的孩子可能需要这样的提醒。

孩子也可从引导想象策略中受益。这需要设想一个愉快的地方（如海滩或草地），想象与此场景有关的不同感觉（如声音、气味和特定图像）。在本章的末尾，我们提供了有关详述放松技巧的参考书籍。

感觉策略也可以让人异常平静。能让人平静的感觉活动包括摇晃、荡秋千、包裹、深压、按摩和伸缩关节。也可以试试一些令人放松的瑜伽姿势。孩子对不同策略会有不同的反应，同样，让一个孩子感到平静的某个策略，可能反而让另一个孩子感到兴奋。寻找适合自己孩子的感觉策略通常是一个不断试错的过程。

睡前小吃：有的孩子喜欢睡前吃一点零食。但请记住，油腻和辛辣的食物可能会干扰睡眠。睡前小吃可以避免孩子夜里感到饥饿。一小份麦片、牛奶、奶酪、饼干、酸奶或香蕉都是不错的睡前小吃。

热水澡：睡前泡热水澡或淋浴可以令人放松，有助于睡眠。当然，这取决于孩子对洗澡的反应。如果洗澡时孩子非常兴奋，那么临睡前洗澡则不是一个好主意。

虽然许多 ASD 儿童洗澡时很放松，但他们通常不喜欢洗头。他们可能对头上有水特别敏感。如果您的孩子是这种情况，睡前洗澡时就不要洗头发了。您可以尝试换成周末早上洗头。您也可以采用温和的方法给孩子洗头。用湿毛巾擦掉孩子头上的洗发水，而不是直接冲洗。要确保毛巾不会太湿。这种方法比冲洗更花时间，但确实是个诀窍，常常可以避免孩子流泪和痛苦。

有的孩子会在淋浴结束时出状况。洗澡的过程是放松的，但要结束时他们变得不安起来。使用计时器往往有帮助，让孩子能够知道何时洗澡结束。洗澡结束后进行有趣而放松的活动也会有帮助。

光线：考虑来源！

睡前约 1 小时，最好把灯光调暗些。这往往很困难，但您要尽力去做。可以使用调光器来调暗夜晚的灯光。如果您需要遮挡汽车、邻近房屋或街灯的光照，可以考虑使用遮光窗帘，但要记得早上打开窗帘，让阳光照进来。

您还要留意其他光源，如电视、电脑、智能手机、电子设备和游戏机。智能手机的屏幕、电脑屏幕和荧光灯发出的蓝光会对褪黑素分泌和睡眠产生干扰。年龄大的孩子和青少年经常花大量的时间玩电脑，直到深夜。

有的父母与其孩子会就晚上使用电脑达成协议。他们可能限制孩子使用网络和电脑，甚至将限制写成书面协议，并大声读出来。如果孩子遵守协议就可以获得奖励，如获得周末额外玩电脑的时间。有的家长会在特定时间关掉所有的电子产品，或在电脑上安装定时器或其他限制电脑使用的软件。

对不愿收起智能手机的青少年而言，睡前关闭电子设备尤其困难。您可能需要就此与孩子进行商讨，并提供一些激励措施帮助她坚持达成的约定。让孩子理解这样做的原因和良好睡眠的益处，也会有所帮助。您可以尝试树立一个好榜样，睡前关闭自己的智能手机和其他电子设备！

晚间习惯

如果可能的话，制定一个规律的就寝程序并让孩子完成。您可以尝试在每晚同一时间调暗灯光，让孩子按照相同的顺序完成一系列令人平静的活动。就寝程序开始前约 1 小时调暗灯光可以促进良好睡眠。如果做某些活动对您的孩子来说有些困难，试着在晚上早些时候去做，而不是就寝程序开始前做。

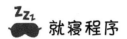 就寝程序

晚间活动后就要准备睡觉了。孩子应每晚都完成相同的就寝程序。完成相同的活动可以让大家知道是睡觉的时候了，我们的身体将为睡眠做更好的准备。如果一个孩子每晚睡前同一时间刷牙，那么她在刷牙时身体就意识到是准备睡觉的时候了。

使用视觉支持

许多 ASD 儿童受益于视觉支持。视觉支持可以是让孩子了解每天活动安排并预期一天会发生什么的图片或物品。这些工具的优势在于利用了很多 ASD 儿童对同一事物强烈的视觉兴趣和偏好。

视觉支持的好处：我们建议使用视觉支持来教孩子就寝程序。这有助于孩子预知睡前需要做些什么，使她能看到每一个步骤。为孩子提供一个可视化作息时间表，让她看到需要做哪些活动，接下来会发生什么。当知道接下来会发生什么时，多数孩子会感觉焦虑减少，在睡前变得更安静，这有助于促成更好的睡眠。

ASD 儿童面对转换时可能特别困难。对许多普通儿童和 ASD 儿童而言，从清醒到睡眠的转换常常是一个艰难的过程。视觉支持有助于完成这种转换，能让孩子把注意力集中在就寝程序上。当单纯的语言提示行不通时，视觉支持能让孩子以另一种方式去了解他们需要做什么。使用可视化作息时间表会带来很多好处。许多成人

建立良好就寝程序的方法有以下几种。

★ 运用视觉支持。
★ 挑选几项活动（3～6项）。
★ 确保每项活动都是简单而令人放松的。
★ 将有困难或刺激性的活动安排在早些时候。
★ 安排的活动可使孩子逐步移到自己的卧室。
★ 就寝程序要简短。
★ 每晚遵循相同的就寝程序。
★ 每晚使用相同的视觉支持。
★ 提供就寝时间的非语言提示。
★ 每次使用相同的语言提示孩子使用时间表。
★ 让孩子自己负责使用时间表（根据需要您可以提供帮助）。
★ 奖励孩子使用时间表！

都有任务清单，把一件事从"要做"清单上划掉是件开心的事，孩子也喜欢这样做。这让我们对已完成任务的自己感觉良好。

可视化作息时间表还能减少您和孩子之间的纷争。当孩子使用可视化作息时间表时，您不需要告诉她在就寝程序的每一步要做什么。孩子忘记或搞不清就寝程序步骤的可能性也会减少。孩子可能更愿意遵守程序，也不太可能拒绝您的要求。可视化作息时间表还有助于保持就寝程序的一致性，当您不在时，其他人也可以参考时间表来引导孩子去睡觉。

制作可视化作息时间表： 决定用什么材料为孩子制作可视化作息时间表。您可以使用照片、图画、漫画或图片。年龄大的孩子和青少年喜欢书面清单。您可以把清单列在擦写板或黑板上，或者制作一张卡片，上面列出每一个步骤。孩子每完成一步就可以划掉或擦除。有的孩子更愿使用实物而不是图片。

图 6.2 是一个可视化作息时间表的例子。您可以使用附录 F 中的图片制作时间表。这些视觉支持材料是由范德堡肯尼迪中心 ASD 治疗研究所（Vanderbilt Kennedy Center's Treatment and Research Institute for Autism Spectrum Disorders）开发的（kc.vanderbilt.edu/triad），也可以在孤独症治疗网络 / 孤独症身体健康干预研究网络（ATN/AIR-P）制作的睡眠手册—父母手册和小贴士（http://www.autismspeaks.org/science/resources-programs/autism-treatment-network/tools-you-can-use/sleep-tool-kit）[2] 上找到。这些资源和许多其他工具包（有一个工具包使用了视觉支持）可以从 ATN/AIR-P 免费获得。可以登录网址 http://www.autismspeaks.org/family-services/tool-kit 直接下载。

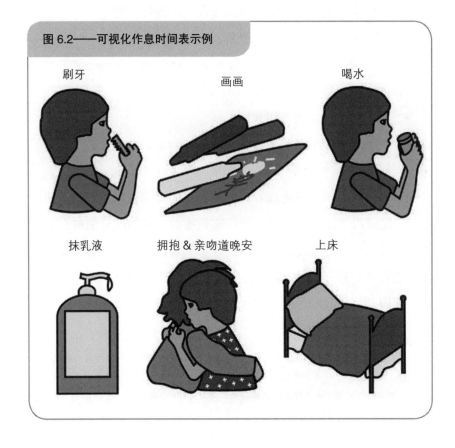

图 6.2——可视化作息时间表示例

刷牙　　画画　　喝水

抹乳液　　拥抱 & 亲吻道晚安　　上床

制作可视化作息时间表时，您可以把图片贴在卡片上，然后覆膜并整理成册，这样可以让图片用得更久些。您也可以在每张图片后面放上魔术贴或磁铁，然后将这些图片放在长条板或磁板上。因为孩子通常喜欢把每个活动的图片从清单上拿掉。有很多方法可以得到制作时间表需要的图片。

- 您可以自己画图，也可以由孩子画。
- 您可以给实物拍照。
- 您可以购买或下载实物照片；一个比较好的图片网站是"Picture This"（www.silverliningmm.com）。
- 拍孩子做常规活动的照片（如正在刷牙的）。
- 可以下载或打印素描图片资料。
  Do2Learn：www.do2learn.com/picturecards/princards/
  Kids Access：www.kidaccess.com
- 您可以从杂志上剪下图片。
- 您可以使用制作素描的软件（如 Boardmaker 应用软件[①]）。

如果您认为孩子不能理解用图片制作的时间表，那就尝试使用实物。您可以使用一组盒子，把代表每项活动的物品分别放在盒子里。假设您孩子的就寝程序包括刷牙、喝水、上厕所、读书和抹乳液。您可以在孩子卧室旁放置一些盒子，在盒子里存放下列物品：一支牙刷、一个只用于睡前喝水的杯子、一卷卫生纸、一本枕边书

---

① 编注：Boardmaker 是由 Tobii Dynavox 公司研制开发的一款专门制作图片沟通工具的软件，尤其适用于沟通障碍人士。该软件包括上万张符号式沟通图片和数百个模版文件，可以根据使用者的实际情况创建符号式的沟通材料。Boardmaker 有四十多种语言的版本，中文版于 2016 年问世。

以及一瓶只用于睡前按摩的乳液。当孩子做每项就寝程序活动时，就从盒子里拿出相应的物品使用。您还需要准备一个只用来睡觉的特殊物品，可以是小毯子、枕头或者毛绒玩具。一旦孩子拿到这个物品，就表示她应该要去睡觉了。

仔细选择和排列好常规活动

选择几项活动：就寝时间表应该涉及少量的任务，我们建议数量为 3～6 个。如果活动太少，时间表不能提供足够多的内容。如果太多，您的孩子可能很难把这些活动与昏昏欲睡的感觉做个很好的联结。

确保每项活动都是简单而令人放松的：让您的孩子在睡觉前处于平静状态。有难度的活动可能会让她沮丧和不安。令人兴奋的活动可能让她太振奋而难以入睡。一定要确保在就寝程序结束时，孩子处于易入睡的状态。

将有困难或刺激性的活动安排在早些时候：有时某个睡前活动对孩子来说太过困难。例如，对 ASD 儿童来说，刷牙往往具有很大的挑战性。既然孩子睡觉前必须刷牙，您就需要考虑刷牙时间，尽量把刷牙作为孩子睡觉前的第一个常规活动。如果这个对孩子来说真的很困难，那么只要吃过晚饭了，您就可以让他 / 她去做。刷牙甚至不需要成为就寝程序的一部分。洗头也可能是困难的，最好早上去做，或当孩子从学校回家后立即去洗。尽量不要让一个困难的常规活动直接接在另一个困难的活动之后。如果您把简单的活动安排在艰难的常规活动之后，睡前的状态就可以更轻松。在完成一个困难活动之后，让您的孩子完成一个有趣且令人放松的活动。例如，对您的孩子而言，如果刷牙是困难的，而读书是平静的，那么可以在刷牙之后，安排读一本最喜欢的书，这样可能会有帮助。即使您的孩子在刷牙时真的很挣扎，他/她也会尽量去完成它，以便进行后面的阅读。

安排的活动可使您的孩子逐步移到自己的卧室：尝试建立可以在孩子的卧室完成的就寝程序。例如，一开始在客厅活动，接着在浴室，最后在卧室里完成。把孩子的视觉化时间表放置在一个中心位置，确保她能拿到，并保持每天晚上都在同一个位置。

常规活动要简短：一个有效的就寝程序通常持续 15 ～ 30 分钟。孩子长大后，就寝程序通常会变长。幼儿的就寝程序约 15 分钟，尽管年长孩子的就寝程序往往时间较长，但最好不超过 60 分钟。

每晚常规活动的相同：保持一致性。每晚使用相同的图片或物品，这将使您的孩子更容易遵守常规，她会更容易放松和准备睡觉。

使用时间表

教孩子使用时间表：如果孩子从未使用过可视化作息时间表，您需要花些时间向孩子展示如何运用时间表。孩子在使用时可能需要我们给出一些辅助，尽可能使用语言，而且要慢慢停止使用肢体辅助。我们的目标是让孩子可以自己使用时间表。如果您需要使用肢体辅助，可以站在孩子身后，通过移动他/她的手臂或轻敲他/她的手肘帮助他/她将某张卡片从时间表中拿下来。如果他/她已经可以不依靠您的面部表情或其他提示来理解您的意思，那他/她就会更快学会使用时间表。

教孩子什么时候使用时间表：每晚都使用相同的提示，让孩子知道是时候用他/她的时间表了。您可以使用非语言的信号，也可以使用某些词语来提示，如"看看你的计划""检查你的清单""是睡觉的时候了"或"下一个环节是什么"。

确保您的孩子保管好自己的时间表：孩子应该自己从时间表上

拿卡片或在清单上划掉已做事项。如果他 / 她需要帮助，您可以引导他 / 她的手，也可以一步一步地提示他 / 她。

给孩子奖励：在孩子完成时间表上的任务后，您可以给他 / 她一些小的奖励，如贴纸、赞美和拥抱。完成每个小任务或全部完成之后，您就可以给他 / 她奖励。

> 可视化作息时间表使改变变得更容易。可视化作息时间表能显示一天的主要变化。我们强烈建议您帮助您的孩子在睡前使用可视化作息时间表。即使您不确定它是否有效，也可以试一试！它可以使入睡更顺利。

提供非语言提示，是该睡觉的时候了

本书中的许多观点适用于所有 ASD 儿童。然而，我们发现，语言能力受限制的儿童通常受益于一些额外的策略。这些策略原本是针对口语表达流利的孩子，但也能为那些没有语言能力或语言能力薄弱的孩子提供特别的支持。

您需要给孩子许多信号，提醒孩子该睡觉了。每天晚上安排同一套感觉活动，可以让孩子们明白：是该睡觉的时候了。想一想您的孩子对不同感觉的反应，然后将那些让孩子感到平静或舒服的、与感觉相关的策略应用到常规活动中。牢记，我们对感觉输入都有不同的应对方式，这里有一些奏效的例子。一定要在每天晚上以同样的方式、同样的顺序，使用同样的策略。

> 给予孩子前后一致的各种提示，提醒孩子是该睡觉的时候了。先决定使用哪些提示，然后坚持每晚在睡前都使用同样的提示。

- 摇晃

- 摆动

- 按摩

- 抹乳液

- 获得一个有力的拥抱

- 被毯子裹着

- 听音乐

- 穿上加厚背心

- 闻到香水或香薰蜡烛散发出的气味（灯光要暗；务必在孩子睡着之前吹灭蜡烛！）

- 咀嚼东西（如口香糖、软糖、较脆的食物或耐嚼的食物）

制作一个就寝时间表

参照表 6.1，为您的孩子创建一个就寝时间表。我们有许多通用的就寝活动，看看这个列表，它们是否出现在您孩子目前的就寝程序中。列出其他我们没有提到但在您孩子的常规活动中出现的活动。看一看，对您的孩子而言，每项活动是易于完成还是难以完成的。在容易完成的活动后写上"E"，在困难活动后写上"H"。就寝程序最好只涉及简单的活动。如果某项活动对于您的孩子是困难的，试着把它从时间表中剔除或安排在就寝程序的早期。如果您读给孩子听了以后，某项活动让孩子变得不安，这项活动就不应出现在他/她的就寝时间表中。

现在想想这些活动是让人感到刺激还是放松的。在刺激性活动后写上"S"，在令人放松的活动后写上"R"。一些活动可能很容易完成但也具有刺激性。例如，对于喜欢玩电子游戏的孩子而言，电脑游戏活动可能是易于完成的但很具有刺激性。

核定好每个活动后，开始按照孩子的偏好给这些活动排序。记住，困难或令人兴奋的活动应该放在就寝程序的早期。接下来，您就可以使用这个列表为您的孩子制作一个就寝时间表。这件事您可以自己做，也可以与配偶或搭档一起做，或与您的孩子一起。就时间表问问孩子，孩子可能会有一些更能发挥它作用的好点子。您可以和孩子一起讨论怎样制作并使用一个时间表。年龄大的孩子和青少年通常都很想参与这个过程（参见附录 E）。

表 6.1　就寝程序表

活动	是否发生	容易 (E) 还是困难 (H)?	刺激 (S) 还是放松 (R)?	按偏好排序 (1、2、3)
洗澡				
洗头发				
换睡衣				
喝东西				
刷牙				
上厕所				
听安静的音乐				
读书				
其他：				

使用就寝程序表上的信息，为您的孩子制作就寝时间表。

顺序	活动	容易 (E) 还是困难 (H)?	刺激 (S) 还是放松 (R)?

由范德堡 ASD 治疗研究所开发。

这里有一个例子，为大家展示一位母亲如何使用就寝程序表为 ASD 儿子瑞恩制订睡前计划。

活动	是否发生	容易 (E) 还是困难 (H)?	刺激 (S) 还是放松 (R)?	按偏好排序 (1、2、3)
洗澡	×	E	R	7
洗头发	×	H	S	8
换睡衣	×	E	R	5
喝东西	×	E	R	4
刷牙	×	H	S	6
上厕所	×	E	R	3
听安静的音乐				
读书				
其他：玩小汽车	×	E	R	2
其他：看视频	×	E	S	1

仔细思考瑞恩的时间表后，母亲决定让他在晚饭后、就寝程序开始前看视频。因为尽管瑞恩喜欢这个活动，但在看视频时他会变得很兴奋。另外，母亲还顾虑到屏幕光线，尽管观看视频是瑞恩最喜欢的活动，母亲还是将这项活动从他的就寝程序中删去，并答应他在晚上早些时候可以看。当然她也会让他早上再看一会儿视频，作为对睡了一整晚觉的奖励。

母亲决定让瑞恩的就寝程序从刷牙开始。刷牙对瑞恩来说很困难，在刷牙时他通常会心烦意乱。一旦他刷完牙，他就可以玩玩具小汽车，这是他最喜欢的活动之一，玩车的时候他会很放松。即使他在刷牙时问题不断，远不能达到母亲希望他刷牙的时长，但他还是可以玩小汽车。她知道他在这方面会继续改善。事实上，她也在帮助他逐渐延长刷牙的时间，并且通过在刷牙前按摩他的牙龈，让他渐渐适应。

瑞恩的就寝程序中的其他活动会使他逐渐接近他的卧室。在玩了小汽车之后，他会喝杯水。瑞恩喜欢洗澡，但给他洗头发就很难。母亲已经决定不再在睡前给他洗头发，她只会在早上或周末给瑞恩洗头发。现在睡觉是她主要关心的问题，她宁愿不常洗头发也要让他在睡觉前保持安静。瑞恩在上完厕所后洗澡，接着换上睡衣，然后就到了睡觉的时候了。以下是瑞恩的就寝时间表。

顺序	活动	容易 (E) 还是困难 (H)?	刺激 (S) 还是放松 (R)?
1	刷牙	H	S
2	玩小汽车	E	R
3	喝水	E	R
4	洗澡	E	R
5	上厕所	E	R
6	换睡衣	E	R

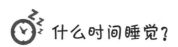 什么时间睡觉？

如果孩子在您期望的时间上床了，而且上床后 20 分钟左右睡着了，您就不需要考虑改变他 / 她睡觉的状况。然而，如果他 / 她超过 20 分钟才能睡着，您可能就要考虑孩子的睡觉时间是否可以稍晚一些。为您的孩子找到一个合适的睡觉时间，须考虑以下几点。

- 您的孩子晚上什么时候入睡?

- 您希望孩子上床的时间是什么时候?

- 家中其他人什么时候上床睡觉?

- 在一周里,这一直都是一个好的睡觉时间点吗?

考虑晚点睡觉的好处

如果您让孩子晚点上床,他/她也没有那么多挣扎,那他/她就是比较困了。这样有助于培养更好的睡眠习惯。晚点睡觉还避免了我们在第一章讨论的准备上床"禁区"。一旦他/她学会更快地入睡,您可以试着在一个更早的时间里把孩子安置到床上。

选择一个孩子困了的时间:如何决定一个好的起始时间?想想孩子真正睡着的时间(而不是您把他/她安置到床上的时间)。如果您的孩子经常在晚上 9:30 入睡,您就选择一个靠近这个时间的时间点。如果您为孩子选择更晚的睡觉时间点,记得让他/她早晨跟往常一样的时间起床。不能仅仅因为睡觉比较晚,就同意孩子早上起得晚。这样他/她可能在第二天到了该睡觉的时候还不睡,或者抗拒睡觉。避免任何白天小睡,这也很重要。良好的睡眠习惯形成之后,才有可能把孩子的睡觉时间提早。例如:

萨拉的父亲每晚 7:30 让她上床睡觉,但她几乎直到晚上 9 点才能睡着。然而,这期间萨拉会喊她父亲,大声地说话,还会要求吃食物或喝饮料。萨拉的父亲判定萨拉在晚上 7 点时不是真的困了,他试着在 8:45 再让她上床睡觉,大约 20 分钟后她就睡着了。他坚持在早上相同的时间把她叫醒。这样持续了几天,父亲注意到她每晚入睡都很快。几天后，他试着让萨拉在晚上 8:30 上床睡觉，她仍然在大约 20 分钟后睡着了。每隔几天，他就把睡觉时间提前大约 15 分钟，她仍然可以很快入睡。然而，当时间提前到 7:45 时，她入睡又出现了很多困难。现在父亲知道了晚上 8:00 睡觉对她来说是最好的。

萨拉的例子表明，上床的时间太早有时会导致入睡困难。萨拉在 7:30 时并不困，还没准备睡觉，所以她不停地做其他事情，而不是躺着准备入睡。这证明她适合在稍后的时间点睡觉，于是父亲帮助她培养了新的更好的睡眠习惯。

要避免"禁区"和过早地把孩子送上床。有一个好办法可以帮助您意识到其重要性，即当您哪天比平时上床早的时候，记住那种感觉。我们中的大多数人能回忆起某天，我们上床特别得早，可能是为了尝试或第二天要早起。除非您非常缺觉，否则您不会在太早的时间点睡着。当您第一次这么早上床睡觉时，您会出现入睡困难。您甚至可能比平时睡着得更晚，因为这样有点痛苦，躺在床上翻来覆去。太早被安置到床上、被要求睡觉的孩子每晚都有这样的情绪体验。

选择一个对每个人都合适的时间：要选择一个对您和家里其他人都适宜的时间。让 ASD 孩子晚一小时睡觉往往很难，因为其他睡得早的兄弟姐妹可能会告诉您，这是不公平的。围绕孩子而定的晚睡时间表也可能让您很难有空完成家务，或者很难有和配偶或伴侣独处的时间。

您需要平衡孩子的需要和其他人的需要。关于什么时间才是最适合家庭中的每个成员，我们当然尊重父母的决定。思考您和您的孩子晚上在一起的时间，再想想您提前一个小时把他／她安置放到床上之后呢？您花多少时间与他/她说晚安呢？对您的孩子而言，晚睡一小时可能会耗费更少的精力，压力更小，沮丧感更弱。例如：

杰茜卡的家人决定让她晚上 8:30 就上床睡觉，但这毫无益处。因为在她的父母把她放到床上后，杰茜卡哭了长达 90 分钟。这让她的父母和她的哥哥尼古拉斯都感觉很糟糕。杰茜卡的父母决定让她到晚上 10 点再上床睡觉。他们想帮她养成良好的睡眠习惯，然后再让她更早点上床睡觉。他们有一个以安静活动为主的就寝时间表，杰茜卡自己也可以完成，这样父母就可以在这段时间里做家务。起初，尼古拉斯很生气，妹妹是在他上床睡觉后才睡觉的。后来，父母向尼古拉斯解释了他们的计划。原本尼古拉斯和杰茜卡每天看电视的时间是相同的，现在尼古拉斯可以多看一会儿电视了，因为他比杰茜卡年长。计划落实到位后，杰茜卡能在晚上 10 点没有困难地睡着了，而尼古拉斯也很喜欢这么安静的晚上。

给孩子一些缓冲时间：把上床时间推后，可以使孩子在睡觉前有一个缓冲。很多孩子都能从这睡前一小时的放松中获益。早睡的话，既想搞定一切还要有放松的时间是很难的。所以，晚点上床可以更容易地完成那些令人兴奋或具有挑战性的活动，并且还有时间放松。这也更易于睡前把光线逐渐调暗。这些都会使孩子更容易入睡，养成良好的睡眠习惯。

试着告诉年龄大的孩子或青少年，睡前有一段缓冲期和调暗灯光的原因。让孩子了解这方面的知识可以帮助孩子养成良好的睡眠习惯。

一致性

您要选择一个在工作日和周末都容易保持的睡觉时间。每天一样的睡觉和起床时间会帮助您的孩子建立一个有规律且自然的睡眠模式。如果每天都能在同一时间醒来和上床睡觉，孩子的入睡就会变得更容易。要选择一个即使您在最繁忙的晚上也能在那个时间点安置孩子睡觉的时间，并且坚持下去。即使一周里的某几天是可以早点睡的，睡觉时间也最好保持不变。

早上起床也是一样。努力不要使自己起床时间的变化超过一个或最多两个小时。这个建议可能很难执行，但每天一样的醒来和就寝时间表对良好的睡眠真的很重要。帮孩子计划一些他们早上醒来以后可以做的特别的活动，会有所帮助。尽管让孩子在周末睡个懒觉很有诱惑，但这终究会使孩子更难养成良好的睡眠习惯。

当然会有孩子在外过夜或有其他特殊活动的情况，在这些时候，他/她睡觉会更晚些。睡懒觉或熬夜可能时不时地发生，但这不应该成为习惯。

有时就寝时间表会发生巨大的变化，比如到另外一个时区的地方旅行。如果您去相差好几个时区的地方，就很难保持良好的睡眠习惯。旅行的人经常感到疲倦，调节睡眠也有困难。虽然偶尔这样也挺美好，但如果每个周末您都去其他的时区，然后在星期一上午回来工作，就会感到很痛苦。周末赖床两个小时，跟出国旅行的情况是一样的。当孩子需要额外的睡眠时，最好的办法是为孩子安排一个合理的小睡时间，而不是让她在早上睡懒觉。这些小睡应该是短时间的（不超过30分钟），也不应该太晚。

如果您的孩子有一个习惯晚睡晚起的生物钟，那么早起上学就很困难。如果孩子学校要求早点上学，想让孩子在周末早起就会格外困难。在一些社区高中生的上学时间已经可以稍晚点了。虽然这并不适用于所有的家庭和学校，但这可能是一个有用的实践。

适合孩子需要的个性化时间表

随着您的孩子逐渐长大，在睡觉时间安排上您也需要考虑孩子的想法。为幼儿选睡觉时间比较容易，而年龄大的孩子和青少年对于何时上床睡觉有自己的看法。关于晚点上床睡觉的原则同样适用于年龄较大的孩子。随着年龄的增长，孩子自然会睡得越来越晚。晚点上床睡觉对于青少年可能会更好。如果可能的话，让孩子晚些起床也是可以的。现在许多高中规定的早上上学的时间也晚了些。青少年晚点上床睡觉，起床时间自然也会晚些。

但愿您的孩子去了一所早上上学时间推后了的学校，因为这是最符合青少年作息的睡眠时间表。然而不幸的是，许多高中的早上上学时间仍比较早。即使孩子在上学的日子里早上不能晚起，也要尽量让她在周末同一时间起床。周末睡过头的话，将很难建立一个良好的睡眠模式。

在周末保持一致的起床时间，对家庭成员来说通常很具有挑战性，尤其父母自己不能早起！然而，如果您的孩子正在与睡眠问题做斗争的话，保持一致的睡眠时间表是特别重要的。如果每天的睡觉和起床时间相同，您的孩子将更容易入睡，白天才会更加清醒，才不会缺觉。正如我们在第二章中讨论的，缺乏睡眠会影响白天日程的正常运转。

> **我们如何判断睡觉时间是适宜的？**
>
> ★ 它在"禁区"（见第一章）之后。
> ★ 靠近您把孩子安置到床上之后她最终睡着的时间。
> ★ 每天晚上都能持续。
> ★ 对家里其他人也适用。

对于开车的青少年来说，良好的休息至关重要。美国国家睡眠基金会的网站称，睡眠不足会导致危险驾驶，堪比血液中酒精含量0.08%的司机（在很多州达到这一水平的司机属于非法驾驶）。疲劳驾驶每年造成的事故超过10万起。

请注意，我们没有把孩子躺在床上睡觉的总时长作为设置睡觉时间的参考。您不需要一定要让您的孩子睡够一定的时长。您应该关心的是，给孩子找到一个容易入睡的时间点。一旦您的孩子养成了良好的睡眠习惯，您就可以把他 / 她的睡眠时间延长到他 / 她需要的时长。对于质量和数量，首先要做的是保证孩子的睡眠质量。

一个万能的时间点是不存在的，它应该能平衡我们前面讨论过的所有因素。

睡眠环境

一旦您的孩子完成了就寝程序，就该睡觉了。想一想您的孩子将在哪里睡觉。您想让他 / 她在他 / 她自己的卧室里睡觉吗？他 / 她需要和您或别的家庭成员共用一个房间吗？他 / 她有自己的床，还是与别人共用一张床呢？您现在想改变他 / 她睡觉的地点吗？这些问题没有正确或错误的回答，根据这些问题的答案，您可以给孩子制订不同的计划。

面对可能出现的各种状况，记住一点，即确保无论一开始时的状况是什么，整晚要保持不变，我们将在第七章对此进行进一步讨论。举个例子，如果您想让孩子晚上睡在自己的床上，他 / 她就需要一开始就在他 / 她的床上睡着。如果您让他 / 她在沙发上睡着了，然后再把他 / 她抱进卧室，很可能他 / 她会在夜里醒来。如果他 / 她抱着旁边的人睡着了，他 / 她需要整个晚上抱着那个人。现在，让我们看看孩子不同的睡眠环境。

睡在自己的房间：孩子总是睡在自己的房间吗？或者他 / 她后来会回到自己的房间吗？如果他 / 她回到或第一次在自己的房间睡，您可以帮他 / 她为这种变化做好准备。您可以写一个故事，让他 / 她明白将会发生什么。有很多技巧可以用在故事里，教给孩子特定的概念。下面是一个帮助男孩学会在自己房间睡觉的故事。

睡觉是一件好事。每个人都需要一个良好的睡眠。妈妈和爸爸睡在一个房间里。我曾经和妈妈、爸爸一起睡觉。我是一个大男孩了。我将要睡在自己的房间。我的房间是很特别的。我卧室的墙上有一个汽车海报。我有一个汽车图案的床单。我有一个夜灯整夜都亮。妈妈和爸爸会给我拥抱，跟我说晚安。我要睡在自己的床上。当我早上醒来，我将看到妈妈和爸爸。如果我整夜睡在自己房间的话，我会得到一个特殊的奖励。

通过读卡罗尔·格雷（Carol Gray）的《社交故事新编》（*The New Social Story Book*）[①]（Arlington, TX:Future Horizons, 2010），我们学习了如何写故事，告诉孩子生活中的那些事件和经历。她的网站 www.thegraycenter.org/social-stories 上也提供相关方法的信息。在通过写故事教给孩子重要概念时，要记得编写故事的几个注意事项，包括个性化的情节、添加图片或照片、使用积极的语言、从孩子的角度去写。

孩子与父母一起装饰自己的房间会很有趣，而且对孩子有益。

---

① 编注：此书的中文简体版于 2016 年由华夏出版社出版。

他们学会在自己卧室里睡觉，还可以得到奖励。在第七章我们将讨论奖励的类型。有些孩子可能需要额外的支持才能自己睡觉。第七章的内容包括了您可以做什么事情来帮助您的孩子独自睡觉。

共用一个房间：一些孩子喜欢和别人共用一间卧室。他们喜欢这个同伴，而且相比一个人睡，他们不那么焦虑。有些孩子和别人睡在一个房间里，就会心烦意乱，入睡更加困难。当然，有些家庭没有选择，他们的孩子必须共享一间卧室。当兄弟姐妹分享一间卧室时，有时需要针对睡觉时要发生的事情制定规则。兄弟姐妹也会从这些诸如何时不许再说话的要求中受益，他们可以互相帮助，让彼此平静下来，安稳地睡觉。

您可能需要考虑错开孩子的睡觉时间。一个孩子可以在另一个之前上床睡觉。这样干扰更少，两个孩子更容易入睡，而且您也有机会专门与每个孩子一对一相处。

如果您与孩子分享一间卧室，您需要决定是否要和孩子睡在一张床上。如果是，而且孩子是抱着您入睡的话，记住，想要一直睡着，她就必须得抱您一整夜。即使你们共享一间卧室，也应该帮助孩子自己睡，这样才是最好的。您可以让孩子睡在您的床的附近。如果您与孩子睡一张床，尽量用枕头或其他东西将您和孩子隔开。

马修和他的弟弟安德鲁共享一间卧室，而且在同一时间上床睡觉。安德鲁总是立即就睡着了，但是马修还没有准备好。在父母说晚安之后，他会叫他们多次。父母总是很快就来了，因为他们不想让安德鲁被吵醒。家里没有多余的房间可以让两个男孩分开睡。父母决定让马修比安德鲁晚睡一个小时。他们给孩子解释了新计划，当孩子们执行新计划后还获得了奖励。这个晚睡的时间表对马修更好，他入睡更快了。

睡在一个共同的区域：一些家庭家里的地方很小，可能没有足够的空间让孩子睡在一个单独的位置。家里的孩子可能需要睡在同一区域，这个区域可能还是吃饭和看电视的地方。在这些条件下入睡对儿童而言很有挑战性。您可以尝试用窗帘或屏风隔开一个只用来睡觉的区域。睡前盖好电视和其他物品，也可以向大家表示是睡觉的时候了。

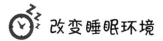 改变睡眠环境

在第四章中我们谈到，在评估孩子的睡眠时，须结合睡眠环境中的以下特性进行考虑。

- 温度
- 材质
- 气味
- 声音
- 光线
- 物品

现在我们想想哪些改变可以使这些特性有助于促进睡眠。

温度：我们往往在凉爽的卧室而不是在温暖的房间睡得更好。想想自己孩子的偏好。风扇、空气净化器或加湿器之类的物品都会产生噪声，记住，如果您使用它们，为了使这样的声音一直存在，这些设备需要整夜运作。如果孩子睡着后，周围有声音变化，孩子会更容易在夜里醒来。

材质：有些孩子对某些面料很敏感，更喜欢特定类型的睡衣和床上用品。可以的话，试着为您的孩子提供她喜欢的东西。让他／她穿他／她觉得舒适的面料，考虑她喜欢宽松的还是贴身的睡衣。如果您的孩子对衣服上的标签敏感，一定要把它们剪掉。如果他／她还带着尿布或拉拉裤，考虑它的舒适度。一些孩子会因为尿布或纸尿裤的渗漏醒来，所以确保您的孩子带的尿布或纸尿裤很贴身。有时让孩子多穿一条衬裤或塑料拉拉裤可以起到额外保护的作用。

有些孩子喜欢睡觉时在身体上增加额外的重量。享受深压感和紧密拥抱的孩子通常喜欢多盖几条毯子，而不是只盖一条。一条加厚的毯子也是一个不错的选择。判断多厚的毯子比较合适的一种方法是用一些毯子进行尝试。一次添加一条或两条毯子，这样更容易判断您孩子喜欢的重量。

夹棉或布睡袋是另一个增加重量和给予慰藉的好选择。尼龙睡袋往往太滑。有些孩子甚至在睡袋里再塞上枕头。我们也曾遇到过愿意睡在帐篷里的孩子。封闭的环境让他们感觉舒适。睡袋或加厚的毯子也可以帮助睡眠不宁的孩子。如果您尝试这些方法，请记住要考虑任何一个安全问题，如加厚毯子的材料、睡袋和帐篷的通风问题。您也可以咨询孩子的医疗服务提供者加厚毯子的大小、重量等问题，以及填充物的类型等问题。

气味：有些气味可以使孩子平静下来。把睡觉与某种特定气味相联结，是提示孩子是时候睡觉了的另一种方式。您可以用一个小容器装些肥皂或香料，散发出令人放松的气味。您也可以尝试往装满水的喷雾瓶里加几滴精油。确保这些东西放在您的孩子无法接触到的安全地方。

声音：考虑下房子里的声音。有些 ASD 孩子对差异很小的噪声变化也非常敏感。播放音乐白噪音可以盖过房子里的其他声音。记住，任何人为的噪声都需要整夜都在。有很多的白噪音可以选用。许多家庭也会录好他们自己的特定歌曲或声音，整夜循环播放。而有些孩子对持续的噪声反应很差或者对声音很敏感，试着填充门窗缝隙物来阻隔噪声。

安东尼在夏天睡得很好，但当寒冷的冬季来临时，他就开始失眠了。他的父母仔细思考他房间的问题。他们记起夏天在安东尼的房间使用了一个风扇。风扇产生了舒适的白噪声，掩盖了房间里的其他声音。在冬天风扇不开了，他就会很难入睡。在冬季他的家人整夜为他播放风扇的录音，安东尼就睡得很好。

光线：我们希望在孩子睡觉时，房间里的光线要尽可能地暗。如果孩子需要亮光的话可以使用夜灯。需要注意从房间外面进来的光。因为有时从窗户或走廊照进来的光会非常明亮，可以考虑在窗户上挂上厚厚的窗帘。

有些孩子害怕黑暗，已经习惯了开着灯睡觉。孩子可以学着在更暗的光线下睡觉，尽管这可能是一个缓慢而渐进的过程。可以使用调光器或换上随着时间自动调低亮度的灯泡。

一定要考虑其他可能的光源，包括电视机、电脑和其他电子设备。如果忘记关它们，就会有光，孩子也就很难入睡。当孩子躺下和入睡时，它们会诱惑孩子！最好把这些东西从孩子的房间移出。如果不能移走，就在孩子睡觉时在上面覆盖一条毯子。您可以在这些设备上设定计时器，到了特定的时间，这些设备会自动关闭。这有助于孩子适应限制，即一段时间后他们就不能再玩了。青少年可能对晚上把他们的电脑、手机、游戏机放在卧室外面这样的规定很抵触。您可以与孩子一起，商定一个可实现的就寝时间，以及关于一旦发生什么事情就要去睡觉的限制。

物品：到了晚上要把玩具和其他类似物品移出卧室或者收起来。如果您的孩子很想在睡前玩这些玩具，最好把它们移走。也要想想什么样的玩具适合放在孩子的床上，有些孩子在入睡之前要把许多他们认为宝贵的物品放在床上陪自己。只要不干扰睡眠，这不是一个问题。但如果您的孩子因此很难入睡，就要限制孩子带上床的物品数量。要随着时间一点点改变，而不是一下子彻底改变，这样会更容易些。

常见问题

问：如果孩子的就寝程序不得不改变，我该怎么办？

答：偶尔做出改变是可以的。当您是第一次开始执行孩子的就寝程序表时，您可能不得不做出改变。一个您认为会是放松的活动，结果却可能令人兴奋。做您需要做的任何改变。一旦您有一个好的程序表，就要尽可能地坚持下去。一旦您的孩子理解了就寝程序表，他／她可能会要求做一些变化。只要能够促进良好的睡眠，可以让他／她参与到制定过程中。他／她甚至想帮您给时间表换上新的图片！

如果您只是要在某一个晚上做出改变，也是可以的。您可以准备利用视觉支持来帮助孩子进行调整，可以是一张关于新活动的图片，也可以是一个在这个活动中要用到的物品。如果您正在改变孩子的常规活动的顺序，确保他／她知道新的时间表。您可以使用卡片或物品来表示变化。例如，您可以使用一个三角形的图片让孩子知道事情会有所不同，把三角形的图片放在新图片之前。

问：处理作息从标准时间转换到夏令时这一变化的最好方式是什么？

答：夏令时对每个人来说都很难适应！您可以在转换前大约一个星期左右，开始逐渐改变孩子的睡眠时间表。如果您已经为孩子建立了一个常规的就寝程序表，帮助她处理这种转换会更容易。在转换之前一周或更早开始，这样会有帮助。下面举个例子来说明在转换夏令时时，如何把就寝程序往前提一个小时。

假设您的孩子通常每天晚上 8:00 睡觉，早上 6:30 起床。夏令时将在周日开始，所以在本周早些时候，您就可以开始改变您孩子的睡觉和起床时间。那一周的周一和周二，您可以在早上 6:15 叫醒他 / 她，在晚上 7:45 把他 / 她安置到床上。除了时间上的改变，您可以继续使用常规就寝程序表。在周三和周四，您可以在早上 6:00 叫醒他 / 她，晚上 7:30 把他 / 她安置到床上。在周五和周六，您可以早上 5:45 叫醒他 / 她，晚上 7:15 把他 / 她安置到床上。周日，您就可以在夏令时时间的早上 7:00 把孩子叫醒，让他 / 她在晚上 8:00 上床睡觉。

您可以在周六晚上就把时钟调好，以便大家周日早上醒来时看到的是夏令时时间。您也可以每天晚上都把吃饭的时间往前提一点。夏令时结束时，您可以反向操作这个过程。

问：我女儿艾拉喜欢晚上洗澡。她在洗澡时情绪挺稳定的，但快洗完时，她总是变得非常沮丧。洗澡应该是她就寝程序表的一部分吗？

答：这可以是艾拉就寝程序表中很好的一个部分。问题的关键是确保洗澡快结束时，要有一个积极的提醒。确保艾拉明白，她洗完澡后可以做些好玩的事。让她自己去看就寝程序表。您可以用一张图片或一件物品来告诉她，接下来她要做什么。如果她喜欢阅读，那么就可以在提醒她结束洗澡之前，给她展示一下她最喜欢的一本书。

您也可以用计时器来提醒她该结束洗澡了。让她知道计时器停止计时时，她就得结束洗澡。如果这些办法都不管用，您就可以把她洗澡的时间往前调整，这样她就有时间从洗完澡后的沮丧中恢复过来。

问：我有好几个孩子，我的其他孩子也有兴趣使用可视化作息时间表。这样可以吗，还是我应该把它作为 ASD 孩子的一种特殊活动？

答：您其他的孩子有兴趣使用可视化作息时间表，这样很好！他们可以走一样的就寝程序，并从中受益；他们还能帮助您的 ASD 孩子学习使用可视化作息时间表。每个孩子的就寝程序可以是个性化的，每个孩子都可以执行适合他们自己的时间表。您也可以争取其他孩子的支持，来确保 ASD 孩子在睡前能做一些平和舒缓的运动。您可以帮助他们知道什么类型的活动是最好的，如果其他孩子能够帮助 ASD 孩子参与这些活动，您甚至可以给他们一些奖励。

参考文献

1. W. J. Warzak, S. Evans, M. T. Floress, A. C. Gross, and S. Stoolman, "Caffeine Consumption in Young Children," *Journal of Pediatrics* 158, no. 3 (2011): 508–09.
2. K. Frank, K. Beck, and B. A. Malow. *Sleep Tool Kit for Children with Autism Spectrum Disorders*. Washington, DC: U.S. Department of Health and Human Services, Health Resources and Services Administration, Maternal and Child Health Research, 2011.

关于解决孩子焦虑的书籍

Chalfant, Anne M. *Managing Anxiety in People with Autism: A Treatment Guide for Parents, Teachers, and Mental Health Professionals*. Bethesda, MD: Woodbine House, 2011.
Chansky, Tamara E. *Freeing Your Child from Anxiety: Powerful, Practical Solutions to Overcome Your Child's Fears, Worries, and Phobias*. New York: Broadway Books, 2004.
Manassis, Katharina. *Keys to Parenting Your Anxious Child*. 2nd ed. Hauppauge, NY: Barron's Educational Series, 2008.

关于孩子放松技巧的书籍

Cautela, Joseph R., and Groden, June. *Relaxation: A Comprehensive Manual for Adults, Children, and Children with Special Needs.* Champaign, IL: Research Press Company, 1978.

Shapiro, Lawrence E., and Sprague, Robin K. *The Relaxation and Stress Reduction Workbook for Kids: Help for Children to Cope with Stress, Anxiety & Transitions.* Oakland, CA: New Harbinger Publications, 2009.

第七章

入睡和保持睡眠

在上一章中我们讨论了各种各样有助于孩子准备入睡的方法，包括对促进优质睡眠因素的研究、制定令人放松的就寝程序、选择合适的睡觉时间，所有这些都使入睡变得更加快乐和毫无压力。对很多 ASD 孩子来说，这些步骤能帮助实现一晚上的好睡眠。而睡眠问题更严重的人则需要更多的支持和帮助。

为什么我的孩子会抗拒睡觉？

一些 ASD 孩子能依靠自己，很容易在自己的床上入睡。但有些孩子却要努力学习这个技能，而且他们的家人要尝试用很多不同的方法帮助孩子入睡。一些家庭允许他们的孩子在沙发或床上看电视。有些孩子需要在运动中入睡，即当父母摇晃他们或者当他们坐在秋千上时才能入睡。还有些孩子除非坐在汽车里，否则很难入睡，父母就整夜开车载着他们。许多孩子需要在入睡时有父母或其他家庭成员在旁边。

虽然这些做法能帮助孩子入睡，但对家人来说是很难做到的，而且孩子整个晚上可能不会有高质量的睡眠。这是因为不管是什么帮助孩子入睡的，那么一旦夜里醒来他们就必须借以同样的帮助才能重新入睡，这就是所谓的"睡眠发作联系"（a sleep onset association）。

我们能理解为什么父母会使用这些策略。他们太爱孩子了，以至于不管有多难，他们都会帮助孩子入睡。通常，他们也知道应该做出改变，但又不知道如何去做。当父母认识到孩子靠自己入睡的必要性时，他们就会有时间和耐心，教会孩子自己入睡。

如果您的孩子已经形成一些你想要改变的睡眠发作联系，那么

第六章中的一些建议将会帮助您的孩子培养一些新的习惯，使他们比之前更容易上床睡觉。但是你的孩子还是会抗拒入睡！这是因为很多睡眠发作联系很难被打破。这需要孩子花时间去适应新的常规活动，以及您对他／她的新期望。不过，请放心，孩子一定可以养成新的习惯且能学会自己入睡。

第一步要考虑的是为什么您的孩子不想上床睡觉。第六章中解释了如果您的孩子在床上不睡觉时您该做些什么。这些策略会帮助孩子睡得更好，但是那些感到恐惧的孩子可能需要一些额外的支持。

如何使孩子学会自己睡觉？

如果您想让您的孩子学会自己睡觉的话，您需要给予他／她机会去学习这些技巧。这就意味着要给他／她时间独自在床上找方法。他／她需要花时间去尝试不同的方法来让自己感到舒适。好消息是，这并不需要很长时间。一旦您的孩子发现了靠自己入睡的方法，他／她就会经常运用这种方法。您就给了他／她一份受用终身的礼物。

这里有三种主要方法来帮助您的孩子自己入睡。

- 哭出来
- 签到法
- 摇椅法

哭出来

这是一种传统的方法，也可以称为"消退法"（extinction）。我们在第三章中讨论过消退法。一旦和您的孩子说了晚安，不管他／她做了什么，您都不要再回去和他／她交谈或是跟他／她待在一起。

虽然这种方法对比较小的孩子很有效，但我们不推荐给 ASD 孩子的父母，有如下几个原因：首先，这种方法对家长来说很难使用。明知道孩子很不安、很恐惧了，还要离开他们，对家长来说是很难的，而且 ASD 孩子在处理焦虑问题上有显著困难；其次，即使家长愿意去尝试这种方法，但最终还是会进入孩子房间提供安慰和支持。一旦这样的话，后果就会适得其反，对孩子和家人都不利！因为孩子会发现，他／她只需要忍受一段时间的心烦不安，他／她的父母就会来到他／她的身边。最终的结果就是，孩子仍然需要在家长的陪伴下才能入睡。他／她现在还学到了一些负面行为，这些行为能帮助他／她得到想要或需要的东西。因此，虽然"哭出来"对一些孩子来说是起作用的，但我们并不推荐给 ASD 孩子的父母。

签到法

签到法也被称作"改良了的消退法"（modified extinction）。使用这种方法时，跟孩子说晚安后就离开房间（就像"哭出来"的方法一样）。如果您的孩子感到很不安，就等一会儿再返回。您虽然安慰他／她，但是您与他／她的交流一定要"简短无趣"。您要试着把您与他／她在一起的时间控制在一分钟以内。您可以说一些"我爱你，是时候该睡觉了，晚安"这类的话。使用这种方法的话，您可以经常回到孩子的房间。随着时间的推移，您应该拉长去孩子房间的间隔时间。这种方法对 ASD 孩子来说也是有效的，但对于易感焦虑的孩子来说会让其很不安。

摇椅法（减少父母的存在）

我们最喜欢这种方法。"摇椅法"是我们从苏珊·麦克格鲁博士（Dr. Susan McGrew）那儿学来的。当家长尝试这种方法时，可以坐在任何类型的椅子上。有些父母睡在孩子房间的床垫上而不是坐在椅子上。他们是因为太累了而不想坐在椅子上。

父母一开始先对孩子说晚安，但不离开房间，要背对着孩子而坐，并且限制与孩子所有的接触（再说一遍，重点是"简短无趣"）。注意，当孩子要入睡时不要和他／她说话或触摸他／她。每天晚上将椅子慢慢远离孩子的床并向门的方向靠近一些。最后一步就是让孩子能看到家长身体的一部分（一只手或一只脚），此时其实家长身体的大部分已经在门外了。一旦完成这一步骤，就大功告成了。一些孩子会很积极地参与到这个计划中。这种方法可以慢慢地树立孩子的自信心，让他／她意识到是可以靠自己入睡的。

虽然对家长来说摇椅法很简单，只需要坐在孩子房间里的椅子上，但有些孩子需要一种更循序渐进的方法，尤其是那些一直与父母中的一方睡在一张床上的孩子。在这种情况下，您需要一开始坐在孩子的床上，然后慢慢地离开他／她的床。有些孩子如果不能和父母依偎在一起就需要抱一些东西。大毛绒玩具、抱枕或是安抚物都是很好的替代品。思考一下

> ### 我应该什么时候教孩子自己睡觉？
>
> 教孩子自己睡觉的最好时机是在他／她已经形成一些睡眠习惯之后。您可以先看下第六章中的观点。想一想什么能促进孩子的睡眠，关注孩子上床时间及其日间行为、晚间常规、就寝时间表。处理好这些因素后，孩子学会自己睡觉将会变得更加容易。他／她会变得更加平静，从而更好地迎接睡眠。

孩子与您拥抱时他／她在做些什么。如果他／她喜欢摸您的手臂，您可以给他／她一条柔软的缎边毯子供他摩擦。如果他／她喜欢玩您的头发，他／她可能更喜欢长发娃娃或毛绒玩具。有些孩子喜欢用加厚的毯子或是睡袋。有些孩子可能会倾心于装饰自己的寝具。

从睡觉时间开始

正如第四章中讨论的那样，心理学家马克·杜兰德建议帮助孩子整夜安眠，需要"从睡觉时间开始"（begin at bedtime）。一个能自己入睡的孩子是可以靠自己重新入睡的。正如第一章所述，我们整夜都在不同的睡眠阶段中循环。当从一个睡眠阶段进入另外一个时，我们就会很自然地从睡眠中醒来。如果我们能在晚上入睡开始时依靠自己入睡，我们就能在晚上重新进入睡眠。但是如果我们是借助于某物（或某人）入睡，而在循环不同的睡眠阶段时，某物（或某人）又不在身边，那我们醒过来后就可能很难入睡。在睡眠开始时帮助您的孩子自己入睡是最好的方法，这样能促使他／她整夜都保持睡眠状态。

然而这并不意味着在睡觉之前不和孩子拥抱，关键是要确保孩子在入睡时不能和您有任何的身体接触。父母可以和孩子依偎在一起，直到孩子昏昏欲睡了，再离开孩子的床（但是仍然很靠近），这样就能促使孩子学会自己入睡。您需要给孩子适应的时间，让他／她能靠自己入睡。这样，他／她才能在夜间保持睡眠状态。记住，要是一个孩子是和父母在一起时睡着的，那么他／她就需要整夜和父母在一起才能保持睡眠状态。您可以逐渐增加拥抱孩子和将他／她放在自己床上的时间间隔，以便在他／她还没到昏昏欲睡时，您就可以安顿他／她睡觉。您可以采用同样的策略来使孩子减少对睡眠发作联系的依赖。他／她可以听音乐，喝杯饮料，或者您可以来回摇晃他／她，直至他／她开始打盹。

睡眠通过卡

使用"睡眠通过卡"（Bedtime Pass）也可以减轻焦虑，提升孩子自己睡觉的能力。这个方法是由帕特里克·弗里曼（Patrick Friman）[2]提出的，它利用了 ASD 孩子的视觉和控制感的优势。

睡眠通过卡就是一张小卡片，正面是一张图片，背面是"睡眠通过"这四个字（参见图 7.1）。卡片的尺寸可以有所不同，但通常是明信片大小或者更小。孩子晚上上床时可以得到一张通过卡。如果他／她需要父母陪伴，他／她就需要交出通过卡。如果他／她早上醒来时还拥有这张通过卡，他／她将可以用它交换一份小奖励。睡眠通过卡可以用来获得一次与父母的简短接触，如获得一杯水、最后一次拥抱或者一次睡前之吻。即使孩子使用了睡眠通过卡，家长也要注意你们之间的接触要简短无趣。孩子不能用他／她的通过卡换取与父母同睡！一旦孩子用完他／她的通过卡，父母必须忽略孩子其他试图引起注意的行为。如果孩子走出自己的房间，家长就要用尽可能少的接触来要求他／她回到自己的床上。如果孩子晚上常常喊父母很多次的话，那么他／她可能需要多张通过卡。

为睡眠通过卡找一些有趣的图片是非常重要的。家长和孩子可能会挑选表明孩子特殊兴趣的图片。孩子可能会非常喜欢这些卡片上的图片，甚至睡觉时都要将卡片放在枕头下边。

孩子可能会很喜欢与您一起制作通过卡。制作一张"睡眠通过卡"很容易，只需要从杂志或者网上找到一张图片就好。您也可以自己设计通过卡，或者让您的孩子自己画出通过卡的图片。最后您可以采取一些措施保护它免受磨损。

图 7.1 的睡眠通过卡示例和其他一些例子在附录 G 中有，由范德堡肯尼迪中心 ASD 治疗研究所基于帕特里克·弗里曼博士的研究开发的。这些材料也可以在孤独症治疗网络 / 孤独症身体健康干预研究网络（ATN/AIR-P）制作的睡眠手册—父母手册和小贴士上找到（http://www.autismspeaks.org/science/resources-programs/autismtreatment-network/tools-you-can-use/sleep-tool-kit）。[3]

使用睡眠通过卡可以让孩子更加自信，他们能够自己睡在床上而不需要父母的陪伴。孩子们知道自己能够利用通过卡来见自己的

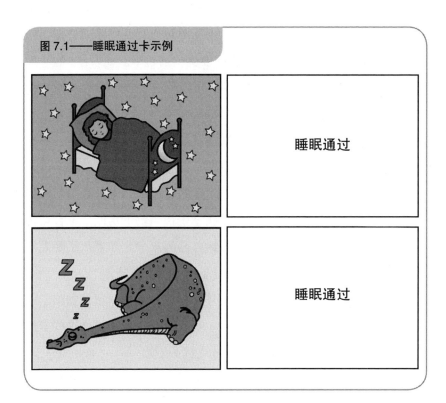

图 7.1——睡眠通过卡示例

睡眠通过

睡眠通过

父母，该方法会促使孩子自主决定是否真的要立即见父母，抑或等到早上见，这样还能得到奖励。下面的故事可以用来教孩子如何使用睡眠通过卡。

妈妈给了我一张睡眠通过卡。这张卡片提醒我睡觉时要待在床上。我能使用这张通过卡来要求喝水或者下床。我将通过卡保留在自己身边以便起床时使用它。如果使用通过卡来起床的话，我就必须将它交给妈妈；如果想使用通过卡来喝饮料或水，我也要将通过卡交给妈妈。但是如果能把睡眠通过卡保留到早上，我就能在早上醒来时得到奖励。使用睡眠通过卡来换取奖励使我感觉很棒。

当您的孩子成功地学会使用通过卡时，您可以采用更多不同类型的奖励。您并不需要给他/她一个大奖励，可以是很小的奖励，也可以给他/她一次参与最喜欢的活动的机会。有些孩子很喜欢通过贴纸来交换更大的奖励。本章会讨论更多有关奖励的内容。

您还可以利用睡眠通过卡来解决夜醒的问题。对家长而言，减少孩子夜醒的重中之重就是教会他/她靠自己入睡。例如，一个孩子是靠抱着父亲或母亲入睡的，当夜间醒来时发现父母不在他/她的床上，他/她可能就很难再次入睡了。如果您使用睡眠通过卡来解决夜醒这一问题，就需要帮助您的孩子建立睡眠发作联系，有益的睡眠发作联系能帮助其在睡觉时自行入睡。如果他/她能安抚自己，自行再次入睡的话，就会减少夜醒的次数，也就不会那么需要家长的陪伴。

如何使用睡眠通过卡

如果您和孩子想要使用睡眠通过卡，以下是使用的一些步骤。

1. 向孩子展示一张通过卡，并讲解它的用途。（如果他/她很喜欢，您可以和孩子一起制作属于他/她自己的通过卡。）

2. 如果孩子能保留通过卡，和他/她一起选择他/她能得到的奖励。

3. 在睡觉时间给孩子通过卡。

4. 提醒他/她卡片是如何使用的。

5. 如果孩子想起床或是想要见您，您要给他/她一个充满爱意的简单回应并且收走他/她的通过卡。

6. 如果孩子想要起床，但您已经收走了通过卡，温和地将他/她带回床上，和他/她交流时要"简短无趣"。

7. 如果他/她能整夜保留通过卡，早上给他/她一个奖励。

8. 奖励与赞美并用。

如果孩子在夜间醒来且伴有很痛苦的表现，家长要迅速回应他/她，但是也要确保和他/她在一起的时间很短。在夜间和孩子的所有接触都要记住"简短无趣"这一原则。您当然可以安慰您的孩子，但是要这样做：快速地说"我很爱你，是时候睡觉啦"，还要注意当孩子睡意蒙眬的时候，如说梦话或辗转反侧，对他/她不要太快回应。睡在离孩子较近的房间或者使用音频监控设备，会让您知道什么时候不用去管他/她，什么时候应该去房间看看。记住孩子夜间醒来时要保持光线较暗。

有时候夜醒的次数会越来越多，这可能是因为孩子想要了解新计划到底是如何进行的。这种状况可能不会立即好转，只能慢慢改变。要根据孩子当前的睡眠行为，确立可行目标。如果孩子以前夜醒多次，那么尝试后若这种状况有所改善，您可能会备受鼓舞。如果您已经开始使用睡眠通过卡，而孩子晚上多次夜醒，您可以考虑多给孩子几张通过卡。比如您可以给他/她两张通过卡，到了早上要是还剩下一张卡的话，就给他／她奖励。在这一过程中他／她就能获得一些成功体验。

🕐💤 其他视觉策略

除了睡眠通过卡之外，孩子也可以通过使用其他视觉策略受益。一种策略就是晚上在孩子房门内侧挂一张"停止"标识，告诉孩子他／她需要一直待在房间，直到您早上拿下这张标识。您也可以使用一个有定时器的灯，把时间设置为起床时间，让孩子知道他／她需要一直待在床上直到灯亮。最后，如果孩子能够遵循计划行事，给予他／她一定的奖励。

💤 将孩子转移到他／她自己的床上

如果孩子一直睡在您的床上，而您想把他／她移到自己床上，那我们所讨论的这些策略可以帮助到您。您可以和孩子一起装饰他／她的房间，这样他／她就会对睡在自己床上感到很兴奋。孩子们通常会很喜欢自己选择的床单。

一旦他／她睡到自己床上，您需要一直待在他／她的房间里直到他／她习惯。您可以坐在孩子床边使用"摇椅法"，逐渐移动椅子直到离开他／她房间。您要帮助孩子养成良好的睡眠发作联系，促使他／她能够自己入睡。您也可以让孩子逐渐睡到他／她自己的房间。步骤如下。

1. 开始时孩子睡在您的床上，您用抱枕或其他床上用品将您和孩子分开。这个方法能够防止孩子在入睡时抱着您。

2. 接下来让孩子睡在您卧室的另一张床上（或一个睡袋里）。

3. 几天后，慢慢移开孩子的床。

4. 让孩子睡在离您卧室比较近的走廊里。

5. 逐渐地沿着走廊向他／她自己的卧室移动床位。

6. 将孩子移到他／她自己的卧室。

当孩子夜间醒来时，安全问题是您必须要考虑的。可以使用音频或视频监视器，还可以在孩子卧室门口放一个铃铛或者其他发出声音的装置，这样您就能知道他／她是否离开了房间。要确保他／她的安全，避免碰到门、橱柜锁及其他危险物品，也可使用专业人员认可的围栏或安全床，防止孩子醒后到处游荡。

 噩梦

噩梦在童年期经常发生，并且往往发生在后半夜。当孩子从噩梦中醒来时，他们会很不安地讲述噩梦的情节。尽管几乎没有言语能力的小孩子不能描述他们的噩梦，但他们也会在被吓醒后感到惊恐。

当孩子感到不安或焦虑时，往往就会做不好的梦。如第六章所述，孩子安静和放松地入睡，会减少他做噩梦的次数。

那么孩子从噩梦中惊醒后，您应该做些什么呢？我们建议先安慰他／她，然后督促他／她去睡觉。用一种平和沉稳、饱含支持的语气，对话要简短，要坚持"简短无趣"的原则。如果孩子整夜都睡在自己的床上，就让他／她回到自己的床上继续睡。不要因为做噩梦而改变夜间常规，因为这样会很容易使得孩子和您同睡，或者在噩梦后需要您提供很多额外的关注，这又会导致不良的睡眠习惯，并难以改变。

您可以决定第二天要不要进一步谈论有关噩梦的情况。有时候这是没有必要的，如果孩子早晨醒来后感觉还不错，那就没有必要再去回顾昨晚发生了什么。但有的时候，孩子可能需要额外的支持或者与家长交流他／她的感受。如果他／她做了一个令其不安的梦，您可以让他／她将梦中的内容画下来。这对于那些只有有限的语言能力的孩子来说是个很好的策略。在白天谈论噩梦时保持实事求是的态度比较好，要确保在睡觉前谈完。

异态睡眠

您可能还记得我们在第五章中谈到，异态睡眠和噩梦是不一样的。关于异态睡眠最主要的就是，异态睡眠中您的孩子并不是真的清醒。他／她可能会喊出来或是大声哭泣，还可能在家里四处走动。当您想要和他／她说话或是想要安慰他／她时，他／她是不会回应您的，而且他／她看上去并没有意识到您的存在。

异态睡眠往往发生在夜间的早些时候（而噩梦则是出现在夜间的后期），而且您的孩子不会记得这些情节。夜惊对于清醒的人比睡着的人来说更加难熬！孩子可能会哭泣和尖叫，似乎非常痛苦。

通常安慰夜惊的孩子是很困难的，而安慰做了噩梦的人会更容易。当这些情况出现时，最要紧的事情就是要确保孩子的安全。不要试图去唤醒孩子，但是有必要引导孩子回到自己的床上。正如第五章提到的，异态睡眠可能是晚上睡眠不好的迹象，所以一定让您孩子的医疗服务提供者知道。

🕐 早点醒来

在早上很早就醒来和在夜间醒来是有很大差别的。有些孩子比家人起得还要早很多，他们已经睡了一整夜，不再疲惫了。如果您的孩子习惯于早上起得很晚，但是现在开始很早醒来，您就要试着去搞清楚是否有什么改变影响了他／她。早上很早醒来和他／她的抑郁焦虑有关，仔细想一想他／她是否对最近或是即将到来的事情感到伤心或沮丧。有时候，如果孩子过早考虑某种转换或重大改变时，如学年的开始和结束、考试、季节性变化、和朋友有矛盾、新的时间表等，他／她就会早醒。如果您能确认那些让孩子感到有压力的事情并解决好，可能有助于他／她晚上睡得更安稳。

如果早起只是孩子的一种自然睡眠模式的话，那么您有以下选择来应对。

- 您可以接受这种模式，但您需要教给孩子醒来后做什么，给他／她布置任务，让他／她在起床后去完成。
- 您可以使用一张图片或者写张清单来帮助孩子记住早起后可以做的一些活动。通过这些视觉提示，他／她就能知道什么时候他／她能离开自己的卧室，开始新的一天。
- 正如先前建议的那样，当您跟他／她说晚安时，您可以把一个"停止"标识挂在他／她的门上，到了起床时间再将这个标识拿走。

- 您可以给灯或其他电子设备设置一个定时器，当灯亮或设备启动时，就说明可以起床迎接新的一天了。您还可以为孩子购买特殊的闹钟，如可以发出彩色灯光的。

- 考虑编写帮助孩子理解家长期望的故事。可参见下面方框中的例子。

- 当孩子能待在自己的房间，直到在可接受的时间点才出来时，您可以给他某些奖励。

威廉的早晨计划

当我早上醒来后，就一直待在自己房间里。直到妈妈进来对我说"早上好"，我才可以打开篮子玩玩具。我会很安静地玩耍，因为爸爸妈妈早上需要睡觉。当"停止"标识挂在我的门上时，就表示我需要待在我的屋子里，当"停止"标识不见了时，我就可以离开我的房间了。

您也可以试着让孩子晚上晚些睡觉。如果孩子晚睡，他/她就可能在早上睡得更久。这种方法对于那些夜间睡眠没有任何障碍的孩子来说是最有效的。

格雷丝每天都是晚上 8 点睡觉，早上 4 点醒来。父母想要她早上睡得更久一点。他们决定让她早上最早 5:30 醒来。每天晚上，他们都要她晚一点上床睡觉。开始时他们让格雷丝晚上 8:15 上床，她很快就睡着了，而且一直睡到早上 4:15。几天之后，她的父母在晚上 8:30 把她安置到床上。她仍然可以很快睡着，一直睡到早上 4:30。格雷丝的家人继续改变她的就寝时间，直到她晚上 9:30 睡觉，早上 5:30 起床。

赢得它们！

如何让您的孩子去接受需要做出的改变？当孩子学习养成新的睡眠习惯时，给他/她一些小奖励，这很重要。当孩子早上醒来时，让他/她知道是他/她自己睡着的、自己做得很棒，再给他/她一个小奖品。奖品并不需要很大或很昂贵，可以让他/她挑选他最喜欢的早餐或者贴纸。将小礼物包在彩色的纸里面，然后让孩子从篮子里挑选，这会十分有趣。如果早上时间充足，可以奖励孩子玩他/她喜欢的游戏或活动。

小礼物往往会带来惊喜。以下是一些不同类型的奖励形式。

社交	玩棋盘游戏 拥抱 打电话 玩追逐游戏 一起看书
感觉	搓背 闻气味 从烘干机里拿出刚刚烘干的温暖的毯子 玩水 看风扇转动
活动	看电视 看电影 听音乐 玩电脑游戏 外出
物品	食物 贴纸 汽车 积木 游戏卡片

当孩子每天早上都能获得奖励时，你就可以逐渐减少奖励的次数了。可以设置一个奖励机制，如获奖次数累计到一定数量时，才能得到奖励。若孩子在睡觉时表现良好，就在一张设计好的图表上给他／她贴一张贴纸或代币。当他／她拥有一定数量的贴纸或代币后，他／她才可以从您那里得到奖品。

当您第一次教孩子学习某种新技能时，最好每天早晨都给他／她奖励。比如他／她第一次能够保持整夜安眠时，一定要在第二天早上给他／她一份奖励。在他／她连续几个晚上都能保持整夜安眠后，您就需要转到另一个机制中，他／她只有获得一定数量的贴纸后才能获得一份奖励。如果想要其他孩子也参与到该计划中，那么也是在他们好好睡觉时给予奖励，这样会激励您所有的孩子都好好睡觉。

> 您可以问孩子想要什么东西作为奖品，也可以买一些不贵的玩具，包装起来放在盒子里面，当孩子早上醒来时让他／她挑选一个作为奖励。

转变一下！

观察孩子感兴趣的事情。如果这些事情不利于孩子入睡，试着在早上给他／她时间来做这些事情。例如，如果孩子喜欢在睡觉前看一些令人兴奋的电视节目，那么假如他／她能遵循就寝程序的话，他／她在早上就可以得到看这些电视节目的机会。

凡事好商量!

有些孩子不想为了改善睡眠而改变。对 ASD 孩子来说，禁止他们睡前看电视或玩电脑游戏十分困难。这样的斗论经常难解难分，因此最好在睡觉前避免。应当与孩子交流，尝试着找到折中的办法。有很多解决方案介于孩子想要做什么和您想要他/她做什么之间。如图 7.2 所示，这是一个使家长和孩子都能得到部分满足的例子。如果孩子坚持要做您认为肯定会影响睡眠的活动，或者他/她因为某事某物而整夜不睡，您就需要停止这个活动或者藏起某些物品，或者设置代码或定时器以禁止有关的事情。您也可以尝试着让孩子帮你清理有关的物品，如果他/她能配合的话就给他/她奖励。下面的例子讲的是本杰明的父母如何处理这种情况。

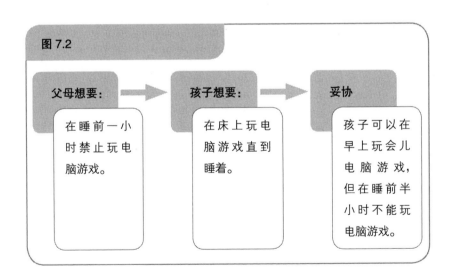

图 7.2

父母想要：→ 孩子想要：→ 妥协

父母想要：	孩子想要：	妥协
在睡前一小时禁止玩电脑游戏。	在床上玩电脑游戏直到睡着。	孩子可以在早上玩会儿电脑游戏，但在睡前半小时不能玩电脑游戏。

12 岁的本杰明喜欢在晚上 9:00 上床睡觉前，玩很长时间的智能手机。他的父母觉得他们有必要将手机藏起来。他们知道本杰明会对这个新规定很厌烦，所以他们决定允许他到晚上 10:00 再上床睡觉。允许他玩手机一直到晚上 9:00，然后必须将手机交给父母。本杰明因为能配合这项计划而得到一份睡前点心。

⏱ 常见问题

问：我 10 岁大的儿子坚持要在睡觉时开一整晚的灯。他说他怕黑。他能自己睡着，但是要花很长的时间。我若是尝试着把灯调暗一点，他就会变得烦躁不安。我该怎么办？

答：看看能否在您陪着他的情况下，把灯关掉或是调暗。要是您和他在一起的话，他可能会没那么焦虑。您也可以逐渐调暗他房间里的灯，直到他能在黑暗中睡觉。一旦他能在没有灯光的情况下入睡（或只是一个小夜灯），您就可以慢慢地移出他的房间，可以运用"摇椅法"。

问：我的女儿索菲娅 4 岁大了。她每晚睡觉前喝牛奶，而且一晚上要喝好几次。不管她什么时候要喝牛奶，我都会给她，因为我怕她会饿着。如果晚上不给她喝牛奶，妥当吗？

答：除非她有什么疾病，像索菲娅这个年纪的孩子夜间并不需要喝牛奶了。事实上，在夜间吃喝东西反而使孩子感觉更饿，更难入睡。您可以做以下几件事情来使索菲娅摆脱夜间喝牛奶的习惯。

1.确保索菲娅白天喝了足够量的牛奶。如果她白天获得了她想要的，那么晚上对喝牛奶就不那么感兴趣了。和孩子的医疗服务提供者确认下她 24 小时内喝的牛奶不会过量。

2. 给索菲娅喝牛奶，将其作为睡前的一个步骤。

3. 确保索菲娅在喝牛奶时不会睡着。

4. 开始逐渐减少夜间给索菲娅喝牛奶的量。您可以用水稀释牛奶。您也可以给她很少量的牛奶。

5. 教会索菲娅如何使用睡眠通过卡。写一个故事告诉她，如果她能保留她的通过卡并且不要求喝水或牛奶的话，她就能得到一个奖励。

6. 在您刚开始这项计划时，如果索菲娅要更多牛奶的话，不要担心，孩子在受到限制时，会努力试图保持和原来一样的状态。

问：我的儿子布兰登每天早上 3:30 就醒来了，他会来到我的房间想要和我说话、玩耍。他晚上入睡没有什么问题，而且能在每天晚上 7:30 自己入睡。他在下午 1:00～3:00 之间睡午觉。我该如何帮他晚上睡得长一点呢？

答：确保布兰登不因为某些事而感到担心和压抑。检查看看是否因为某些改变而使得他感到压力。布兰登每天有 10 个小时的睡眠，这足够了。您可以尝试使他的午休时间变短，也可以试着晚点让他上床。这样他可能早上会起得晚一点。您也可以教布兰登使用睡眠通过卡。给他一箱玩具供他早上早起时玩耍。考虑给灯装一个计时器，这样他就知道什么时候能离开卧室来找您。

问：我经常让女儿和我一起睡觉。我感到很内疚，想要改变这件事情，现在想让她自己睡觉。她 6 岁了，是不是现在才教她自己睡觉太迟了？

答：还不是太迟！请不要感到内疚。您现在正准备帮助您的孩子学习一项终身技能。她会为自己感到骄傲，您也会获得更多的睡眠。教大一点的孩子自己睡觉，最好慢慢进行。可以考虑使用"摇椅法"或"签到法"。回顾一下您女儿白天和晚上的行为习惯，确保她会为在睡觉时间入睡做好准备。确保您在就寝程序中安排了一些让人平静和放松的活动。一起装饰她的房间，使它成为一个安眠的好地方。晚一点再让她上床，这样她会昏昏欲睡，更容易入睡。准备一些小奖励，在她形成新的睡眠习惯后给她。现在花时间这样做，不仅是给女儿的一份睡眠礼物，也是在培养她对可以自己睡觉的自信。

问：处理尿床的方法是什么？

答：有几个步骤需要做。首先，要确保孩子不是因为疾病而尿床，这非常重要。排除这个原因之后，就要考虑您的孩子是否因某些事而感到很焦虑或不安。考虑孩子的年龄也很重要。很多6岁以下的孩子仍然会尿床。如果您孩子的年龄稍大且尿床，您可以做一些简单的事情来帮助他/她。限制他/她睡前的喝水量，睡前让他/她去下卫生间。如果这些方法不起作用，您可以在医疗服务提供者或行为治疗师的帮助下，实施更密集的行为干预，包括"计划觉醒"（schedule awakenings）和使用警报器，使用警报器有时被称作"钟和衬垫"（bell and pad）。执行这些方法有很多需要注意的地方，要接受专业人员的技术支持和指导。

问：我们想要对孩子使用睡眠通过卡，但是不知道如果孩子晚上要去卫生间时我们该如何使用通过卡。

答：试着给孩子两张睡眠通过卡。一张就是为了要去卫生间使用的（这张通过卡甚至可以放上卫生间的图片），另外一张用来换取一次与您简短的接触。这种接触可以包括我们谈到的一些活动，如一个拥抱、一个吻，或者一句"我爱你"。若孩子去卫生间需要您的陪伴，确保你们的交流"简短无趣"。您也可以在你们一起去卫生间时，不打开其他照明。可以将夜灯安放在通向卫生间的走廊里，或者卫生间里。限制孩子睡前喝饮料，这也可以减少他/她夜间上卫生间的次数。

参考文献

1. V. M. Durand, *Sleep Better! A Guide to Improving Sleep for Children with Special Needs*, rev. ed. (Baltimore: Paul H. Brookes, 2013): 111-12.
2. P. C. Friman, K. E. Hoff, C. Schnoes, K. A. Freeman, D. W. Woods, and N. Blum, "The Bedtime Pass: An Approach to Bedtime Crying and Leaving the Room," *Archives of Pediatrics and Adolescent Medicine* 153, no. 10 (1999): 1027-29.
3. K. Frank, K. Beck, and B. A. Malow. (2011). *Sleep Tool Kit for Children with Autism Spectrum Disorders*. Washington, DC: U.S. Department of Health and Human Services, Health Resources and Services Administration, Maternal and Child Health Research, 2011.

第八章

我们做到了吗？

让我们来回顾一下改善孩子睡眠的步骤。

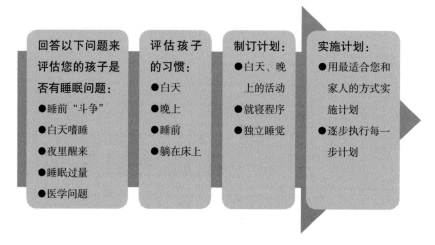

回答以下问题来评估您的孩子是否有睡眠问题：	评估孩子的习惯：	制订计划：	实施计划：
●睡前"斗争" ●白天嗜睡 ●夜里醒来 ●睡眠过量 ●医学问题	●白天 ●晚上 ●睡前 ●躺在床上	●白天、晚上的活动 ●就寝程序 ●独立睡觉	●用最适合您和家人的方式实施计划 ●逐步执行每一步计划

开始实施计划后，您需要判断计划的效果如何。您可以试着回答以下问题。

● 睡前"斗争"变少了吗？

● 孩子比以前更快入睡吗？

● 孩子夜间醒来的次数减少了吗？

● 您的孩子学会自己入睡了吗？

● 他白天的疲倦感得到改善了吗？

● 孩子还表现出哪些未解决的医学问题？

对计划进行调整是必不可少的环节！

您可能需要根据孩子的反应来修改您的计划。请不要为此感到沮丧。当我们改变行为习惯时，调整往往是必需的。调整您的计划以适应孩子的个体需求，这是一个持续的过程。

做出如前面章节中所述的改变并看到成果是需要付出时间的。一般来说，您可以在几天内看到一些进展，但这并不意味着您的孩子马上就可以在 20 分钟内入睡。我们看到的进展可能是缓慢的，但任何进展都值得庆祝！进展的第一步通常体现在孩子对白天和夜晚的行为习惯的改变的反抗减少了。一旦这些新的策略开始生效，睡眠的改善就会接踵而至。

如果孩子对某些变化表现出沮丧、生气，请不要气馁，总会有办法继续改善睡眠。只有将计划付诸实施，您才会看到哪些因素对改善睡眠有效，哪些无效。您可以利用这些信息来修改您的计划。

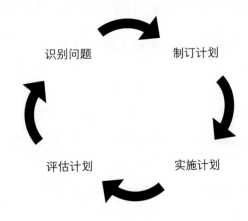

计划无效时如何排除故障？

有时您很快就能发现您的计划发挥了作用。而有时，您需要记录您使用的策略以及它们是怎样运作的。您可以使用睡眠记录表（见附录H）来记录这些信息[①]。记录表会帮助您追踪哪些策略对孩子

---

① 编注：电子版表格可在微信公众号"华夏特教"知识平台下载。

有效，哪些无效。如果想更容易些，您也可以只简略记下一些想法。

如果您的计划没有达到预期，可以回答一下以下问题。

- 对您的孩子而言，计划推进的速度适当吗？
- 您的孩子能适应计划中的所有变化吗？
- 您是否帮助孩子做好了应对变化的准备？
- 您的计划是否涵盖了实现良好睡眠的所有因素？
- 睡眠不好有医学上的原因吗？

让我们看一看上面的问题，讨论一下调整计划的具体策略。

对您的孩子而言，计划推进的速度适当吗？

理想情况下，您的计划很容易成功。您会选择一个让孩子感觉舒适的点开始改变，然后慢慢地增加变化。如果孩子对发生的变化感到紧张，就说明变化进行得太快了。这时候，一般需要您退一步并慢下来。

这里有一个例子对以上方法进行了说明。

艾娃喜欢在光线明亮的情况下睡在卧室的衣橱里。她入睡的时间要很久，父亲确信如果衣橱里的光暗一点，她会更快入睡。父亲先将100瓦的灯泡换成了10瓦的，但这种变化让艾娃很不安。父亲意识到这个改变对艾娃太突然了，于是他在衣橱里安装了一个调光开关，并在最初的几天保持100瓦的亮度。随后，父亲逐渐调暗光亮，每次的变化少得几乎不被察觉。两周后，艾娃已经能够在低亮度的环境里安然入睡了。

您的孩子能适应计划中的所有变化吗？

我们提出了很多可能会让孩子睡得更好的策略。有些孩子可以一次适应所有的改变，而有些孩子则需要以循序渐进的方式进行适应。ASD 儿童往往抗拒同时应对很多变化。如果您的孩子是这种情况，您可以放慢速度、循序渐进，也可以在改变孩子的习惯时给孩子选择的机会。

您是否帮助孩子做好了应对变化的准备？

每个孩子在面对变化时，需要做的准备不同。很多 ASD 孩子在面对新的常规时会变得焦虑，视觉支持工具可以帮助他们理解和接受改变。如果您的孩子抵制一个新的常规，可能是因为他 / 她不理解他 / 她需要做什么。提供视觉提示和实践机会，这会对孩子有很大的帮助。

雅各布的父母急于让他使用可视化作息时间表。他们听说过可视化作息时间表，但之前从未使用过。当他们第一次尝试让雅各布在睡觉前使用时间表时，雅各布变得沮丧而困惑。父母重读了教孩子使用可视化作息时间表的方法，发现他们让雅各布做得太多了。他们简化了雅各布的时间表，里面只包括很少的几个任务。他们白天让雅各布练习使用可视化作息时间表，并制作了一些卡片告诉他放学后会发生什么。雅各布通过使用时间表从一个有趣的活动转换到下一个活动。

当雅各布知道如何使用时间表后，他的父母在睡前又试了一次。这一次，雅各布很配合，他现在每天睡前都会使用自己的时间表。

您的计划是否涵盖了实现良好睡眠的所有因素？

如果您的孩子已经接受了您做出的所有改变，但他 / 她仍然在睡觉问题上挣扎，您应该怎么办？要做的第一步是退回到第四章讨论的实现良好睡眠的各种因素，确保您的计划涵盖了这些因素。例如，您可能需要在睡前更多地限制灯的使用，或者您可能需要再次确认白天您的孩子是否会在床上玩耍。记录下白天、晚上、夜里发生了什么，这可以帮助您追踪计划实施的效果。使用附录 H（和网站上）的睡眠记录表，可以追踪哪些因素对您的孩子起作用，哪些不起作用。

睡眠不好有医学上的原因吗？

如果您已经尝试了我们讨论过的所有方法，也已经检查并调整了您的计划，但孩子仍然睡得不怎么好，那就需要去找一下医生了。您也许需要与医生讨论孩子睡眠问题背后存在的医学原因，找出与药物相关的睡眠干扰因素。如果您的孩子看过不同的专家，就会从他们那里得到不同的药物建议。为了防止药物之间存在相互作用，要确保至少有一位专家了解孩子服用的所有药物。

原本好好的……发生了什么事？

可能有很多原因让原本睡眠很好的孩子再次出现睡眠问题。如果您的孩子又开始受睡眠问题困扰，可能有下面这些原因。

常规的变化：

- 搬到新家

- 换了新的教室

- 经历友谊的变化

- 加入新的俱乐部或者开始新的体育运动

- 一次重大考试或任务

- 家庭压力，比如家人得病、家人之间的冲突、父母工作变动等

- 在学校被取笑或被欺负（如果认为可能是这个原因，联系孩子的老师——一些孩子不愿意告诉父母自己有社交困难）

身体的变化：

- 进入青春期

- 疾病

- 新的药物

- 牙科问题（如戴牙套或长智齿）

- 过敏

- 对季节变化的反应

- 对家里或学校里新的清洁产品敏感

您可以采取什么措施？

您可以与您孩子的医生或医疗服务提供者讨论任何医疗问题。

- 与孩子的学校交流协商，处理孩子社交或学业上的困难。

- 想办法帮助孩子适应新环境。

- 在过渡期间，尽量保持一致的日程安排和期望值。

- 向行为治疗师或睡眠专家咨询。

拜访从事行为训练、ASD 或睡眠困难训练的专家往往可以使您受益。您可以得到不同的建议和意见，他们也可以带给您关于儿童睡眠困难的新观点。

如果您的孩子原本睡眠很好，但突然出现了睡眠问题，不要失去信心。您和您的孩子已经掌握了改善睡眠的技巧，您只需要找出孩子睡眠变化的原因，然后帮助他建立并巩固良好的睡眠习惯。

第九章

离家睡眠

对孩子们来说，去新地方见识新鲜事物，非常有趣且具有教育意义。我们想要为 ASD 儿童提供这样的机会，不希望睡眠障碍妨碍他们度过快乐时光。许多 ASD 孩子在陌生的地方会有睡眠障碍，但是如果你的孩子在家养成了良好的睡眠习惯，或许可以帮助他在任何情况下睡觉，包括：

- 假期
- 离家宿营
- 在别的小朋友家过夜
- 野营旅行

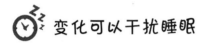 ## 变化可以干扰睡眠

许多因素会导致难以在陌生的地方入睡，包括：

- 白天新奇的活动
- 晚间活动的变化
- 睡眠习惯的改变
- 不同的睡眠计划

我们可以通过观察这些因素来找到有助于提高孩子睡眠能力的策略。

白天要做的新鲜事

通常情况下，睡在一个不熟悉的地方是比较新奇的事情。尽管

这样有趣且令人兴奋，但是会导致 ASD 儿童产生焦虑或不舒适感，某些孩子可能会因此而变得紧张。

常规活动的变化可能不利于睡眠，但在旅行前使用可视化作息时间表并为孩子写有趣的小故事可能会有帮助（见第六章）。您也可以搜索一下是否有关于孩子旅行目的地的视频。思考在这一天中，您是否可以给孩子一段休息时间，做一些熟悉且愉快的活动。

晚间活动的变化

一般睡前活动多为令人平静放松的。若孩子离家在外睡觉，则很难给他／她提供放松的环境。如果可能，在一天旅行结束的时候给孩子一些"冷静时间"。就像在家里一样，把光线调暗，鼓励他／她做一些晚上经常做的事情。推迟就寝时间，让孩子有时间放松，这样可以帮助他／她入睡。当然，此时很难让孩子和您分开睡觉。

扰乱就寝程序

在新环境中，通常很难遵循一个完整的就寝程序。当孩子不能按照自己的习惯行事，他／她可能因焦虑而更难入睡。尽量提前考虑孩子就寝程序中的哪部分会发生变化，并尽可能保持常规活动的一致性。使用和家里相同的可视化作息时间表将有所帮助。可以尽量准备孩子常用的睡前物品，如确保他／她使用相同的牙刷。这样会安慰孩子，帮助他／她入睡。

不同的睡眠习惯

孩子已经习惯用家里的枕头、毯子和其他寝具睡觉。您可以用同一个枕头或睡袋来帮助他／她入睡。如果没有这些东西，他／她可能就会睡不着。当他／她不在家里睡觉时，想想他／她晚上最需要哪些物品，并尽量给他／她安排，这些物品可能包括他／她的枕套、小夜灯或噪声器。

使离家睡眠更容易的方法和策略

一些用来帮助孩子在家里睡得更好的技巧也会帮助他／她在新环境中入睡。

- 家长写的帮助他／她迎接新体验的故事
- 视频
- 照片
- 可视化作息时间表
- 练习
- 奖励
- 安抚物

让我们看看如何利用这些技巧来帮助萨姆在旅行中有更好的睡眠（他要去另一个州拜访亲戚）。

萨姆的母亲在开始时写了一个关于旅行的故事。

我正在休假，我要去看望乔治叔叔、瑞希尔阿姨，还有我的表兄妹杰瑞米和凯茜。我要和爸爸妈妈一起乘飞机去。我们白天将会玩游戏和参观有趣的地方。晚上会一起吃晚饭，然后有安静的时间，就像在家里一样。最后，到时间上床睡觉。

我要和爸爸妈妈一起去酒店睡觉。我会睡在自己的床上。妈妈和爸爸会睡在我旁边的另一张床上。我们都会睡在同一个房间里。当睡觉时间点到来的时候，我会通过时间表来为睡眠做好准备。当上床睡觉时，我会安静下来，开始入睡。我会抱着我的熊睡。如果我能整夜躺在床上睡觉，我会在早晨得到一个奖励。我很高兴去旅行。

萨姆的母亲找到住宿酒店的网站，下载视频和图片给萨姆看，并把其中的一些照片放到她写给萨姆的这个故事里。她还为萨姆编了一本小册子，小册子里放上了酒店的其他照片以及度假时要参观的其他地方的照片。在对酒店进行了解时，她还发现可以预订到一个远离电梯的安静房间。

除了携带萨姆的常规就寝时间表，母亲还做了一个新的时间表，上面包含了萨姆的旅程安排，并附有"睡前安静时间"的图片。萨姆知道，当"安静时间"结束时，他就要上床睡觉了。母亲用一些家庭照片，以及在互联网、杂志上找来的图片来完成萨姆的时间表。以下是萨姆的假期时间表。

➢ 起床
➢ 穿衣
➢ 吃早餐
➢ 拜访乔治叔叔、瑞希尔阿姨、杰瑞米和凯茜
➢ 吃午饭
➢ 去动物园（午后活动会随时间改变）
➢ 吃晚餐
➢ 回到宾馆
➢ 安静时间

萨姆习惯睡在自己的床上，所以母亲不知道他与父母同睡一个酒店房间会如何反应。母亲和萨姆通过角色扮演来体验在同一个房间里睡觉是什么感觉。白天，母亲躺在一张床上，而萨姆与他的毛绒熊躺在同一个房间的另一张床上。母亲告诉萨姆，如果他能安静地躺 5 分钟，他就会得到一个小奖励。然后，她逐渐延长时间，直到他静静地躺了 20 分钟（这是萨姆入睡所需的时间）。

萨姆和母亲一起设立一些小奖品，以奖励他努力入睡的行为。旅行时，母亲会带着这些奖品和他的毛绒熊。

在旅行的最后一天，母亲给萨姆读了一个新故事，这个故事描述了他回到家里后将如何在自己的房间里睡觉。

上面所描述的策略对于您孩子的类似情况也同样有效。请记住，许多人在新环境中都会面临入睡困难。尽您所能去帮助孩子，但不要过于在意他／她的睡眠习惯是否被打乱。一旦回到家里，您就能够帮他／她恢复之前形成的睡眠常规。

常见问题

问：我女儿将第一次参加离家宿营。我能做什么来帮助她？

答：萨姆母亲使用的许多策略（见上文）将对您的女儿有帮助。尽可能多地了解营地的日程安排和孩子们在营地睡觉的方式。搜相关视频和图片，这样您就可以帮助女儿熟悉那里的日常环境。写一篇关于在营地白天、夜晚和就寝活动的故事。如果有什么可以帮助到她，一定要事先准备出来。问问是否可以使用可视化作息时间表或带一些安抚物来陪伴她。利用角色扮演和预先练习的方法。如果可行，写一封信给营地负责人，让他／她知道什么对您女儿有用。

以下是信的内容模版。

敬爱的_____

我们非常高兴奥利维娅将参加你们的营地活动。她热爱自然和徒步旅行。她参加了学校的游泳队，所以她期待着湖面上的活动。她也是一个优秀的"艺术家"，经常花时间在自己的工艺作品上。我们认为你们的营地活动对她来说将是一次美妙的体验！

正如你们知道的，奥利维娅有 ASD。她过去有一些睡眠困难，但现在通过使用就寝程序表，她的睡眠状况良好。我们认为让你们知道她的睡眠习惯会对她很有帮助。奥利维娅如果在"熄灯"时间前的 15 分钟安静下来可能会睡得更好。读书能使她放松。我们也希望允许奥利维娅使用她睡前的可视化作息时间表来指引她自己完成就寝程序。她可以自己使用时间表，她的时间表由睡前任务组成，包括刷牙和穿上睡衣等。

最后，奥利维娅有一个特殊的枕头。我们希望她在野营时能使用这个枕头。请让我们知道这些安排是否可以接受。谢谢您抽出时间阅读这封信。

诚挚地致意

奥利维娅的父母

问：我的儿子杰克想和他最好的朋友安东尼奥一起过夜。杰克有很严格的作息时间，我担心这次过夜会打乱他的睡眠。我能做什么？

答：杰克第一次和朋友一起过夜最好是在家里，而非那个朋友的家里。这将更容易让杰克坚持在家的就寝程序，您可以观察杰克和安东尼奥在晚上是如何互动的。可以写一篇关于过夜的故事并和杰克排练一下，也可以与他练习一些睡觉前的活动。在家过夜后，您可以利用这次经验帮助杰克在安东尼奥家过夜。您可以和安东尼奥的母亲多多交流。如果杰克要用图片时间表或需要一些安静的时间，您可以和安东尼奥的母亲谈谈，看她是否以此来帮助杰克感觉更舒适。如果杰克在外过夜后能很容易地恢复以前的就寝程序，您也可以计划增加他在外过夜的次数。

问：我该如何处理一次在外过夜的班级旅行？

答：与孩子的老师讨论处理此事的最好方式。弄清楚学校是如何安排过夜的，以及孩子们将如何睡觉。看看让您的孩子和成人睡一个房间是否可行。看看您的孩子能否与好朋友一起睡觉。讨论如何为孩子安排晚上和就寝程序。确定好之后，就要和您的孩子（通过讲故事、角色示范和练习）排练不同情境里的活动。此外，要记住，即使大人做了充分准备，大多数孩子在学校旅行的时候也会少睡！

问：我们的女儿克洛艾，这周将和她的外公外婆一起过，因为我们要参加一个只有成人才能参加的旅行。每个人对此都很兴奋，但我对克洛艾履行"睡眠时间表"有一些担忧。我父母喜欢看电视看到很晚，我不想让父母改变习惯。而克洛艾的睡眠比较浅，还有她喜欢看电视！我怎样才能帮助克洛艾在外公外婆家睡觉呢？

答：您可以试着用某种噪声来掩盖电视机的声音。您也可以和您的父母提出让他们做一些小小的让步。或许他们可以关上门看电视，这样电视机的声音就减弱了。他们也可以使用耳机，这样只有他们能听到声音。最后，您的父母可以尝试让克洛艾睡在远离电视机的卧室里。

问：当保姆抱我儿子上床时，如何处理就寝？

答：可视化作息时间表有助于每个人坚持同样的就寝程序。确保保姆了解您儿子的可视化作息时间表和使用方法。可以请保姆到您家和您儿子一起练习就寝程序。这样，当您不在家时，孩子也能完成就寝程序。如果孩子没有可视化作息时间表，而是进行一系列常规活动，以此过渡到睡眠时间，您也可以让保姆熟悉这些常规活动。

问：我的女儿将和她的爸爸（我的前夫）一起共度周末。我怎样才能帮助她保持良好的睡眠习惯？

答：和您的前夫谈谈女儿的睡眠习惯，不管孩子睡在哪里，都尽量保持就寝时间一致。如果你们能在就寝时间和起床时间上达成一致，那就最好了。

附录 A

睡眠调查及其问卷

本附录汇总了一些常用于评估儿童睡眠习惯和睡眠困难的调查及其问卷，同时我们还附上了参考文献，供感兴趣的读者了解更多不同的睡眠调查信息，以及如何使用它们识别儿童和青少年的睡眠问题。您可以使用这些量表来判断您孩子在睡眠上是否需要帮助。您做完这些问卷后，可以与您孩子的医疗服务提供者讨论结果，确定是否需要进一步做与睡眠有关的医学检查。

1. 有关儿童入睡和睡眠保持的调查工具

- **青少年睡眠觉醒量表**（LeBourgeois et al., 2005）。适用于 12 ～ 18 岁青少年，自我报告，评估问题包括就寝、入睡、夜醒、睡眠保持和清醒。

  LeBourgeois, M. K., Giannotti, F., Cortesi, F., Wolfson, A. R., and Harsh, J. "The Relationship between Reported Sleep Quality and Sleep Hygiene in Italian and American Adolescents." *Pediatrics* 115, no. 1 (2005): 257–59.

- **儿童睡眠觉醒量表**（LeBourgeois et al., 2001）。适用于 2 ～ 8 岁儿童，父母报告，评估问题包括就寝、入睡、夜醒、睡眠保持和清醒。

  LeBourgeois, M.K., and Harsh, J. R. "A New Research Measure for Children's Sleep." *SLEEP 24 (2001):* A213–A214.

2. 有关日间困倦的调查工具

●**克利夫兰青少年嗜睡问卷**（Spilsbury et al., 2007）。适用于
11～17岁儿童和青少年，自我报告，评估日间困倦和警觉性情况。

Spilsbury, J. C., Drotar, D., Rose, C. L., Redline, S. "The Cleveland Adolescent Sleepiness Questionnaire: A New Measure to Assess Excessive Daytime Sleepiness in Adolescents." *Journal of Clinical Sleep Medicine* 3, no. 6 (2007): 603–12.

●**伊普沃思儿童嗜睡量表修订版**（Melendres et al., 2004; Moore et al.,2009）。适用于2～18岁儿童和青少年，自我报告和父母报告均可，评估日间困倦情况。

Melendres, M. C., Lutz, J. M., Rubin, E. D., Marcus, C. L. (2004). "Daytime Sleepiness and Hyperactivity in Children with Suspected Sleep-Disordered Breathing." *Pediatrics* 114, no.3 (2004): 768–75.

Moore, M., Kirchner, H. L., Drotar, D., Johnson, N., Rosen, C., Ancoli-Israel, S., and Redline, S. "Relationships among Sleepiness, Sleep Time, and Psychological Functioning in Adolescents." *Journal of Pediatric Psychology* 34, no.10 (2009): 1175-83.

●**儿童日间困倦量表**（Drake et al., 2003）。适用于11～15岁儿童和青少年，自我报告，评估日间困倦情况。

Drake, C., Nickel, C., Burduvali, E., Roth, T., Jefferson, C., and Pietro, B. "The Pediatric Daytime Sleepiness Scale (PDSS): Sleep Habits and School Outcomes in Middle-School Children." *Sleep* 26, no. 4 (2003): 455–58.

●**日间困倦教师问卷**（Owens et al., 2000）。适用于4～10岁儿童，教师报告，评估日间困倦情况。

Owens, J. A., Spirito, A., McGuinn, M., and Nobile, C. "Sleep Habits and Sleep Disturbance in Elementary School-Aged Children. *Journal of Developmental and Behavioral Pediatrics* 21, no. 1 (2000): 27–36.

3. 有关睡眠习惯的调查工具

● **就寝程序问卷**（Henderson & Jordan, 2010）。适用于 2 ～ 8 岁儿童，父母报告。

Henderson J., and Jordan, S. S. "Development and Preliminary Evaluation of the Bedtime Routines Questionnaire." *Journal of Psychopathology and Behavioral Assessment* 32 (2010): 271–80.

● **儿童睡眠卫生量表**（LeBourgeois & Harsh, 2001; Harsh et al., 2002）。适用 2 ～ 8 岁儿童，父母报告，评估儿童就寝程序。

LeBourgeois, M. K., and Harsh, J. R."A New Research Measure for Children's Sleep." *Sleep* 24 (2001): A360.

Harsh, J. R., Easley, A., and LeBourgeois, M. K. "A Measure of Children's Sleep Hygiene." *Sleep* 25 (2002): A316.

● **睡眠习惯家庭问卷**（Malow et al., 2009）。适用于 3 ～ 10 岁儿童，专门为 ASD 儿童父母设计，也是唯一的一种 ASD 儿童睡眠评估工具。

Malow, B. A., Crowe, C., Henderson, L., McGrew, S. G., Wang, L., Song, Y., and Stone, W. L. "A Sleep Habits Questionnaire for Children with Autism Spectrum Disorders." *Journal of Child Neurology* 24, no. 1 (2009): 19–24.

4. 有关睡眠综合问题的调查工具

● **"小熊"问卷**（Owens & Dalzell, 2005）。这是一份有关儿童睡眠问题的筛查问卷，需要青少年或幼儿父母回答 5 个方面的睡眠问题：就寝、日间过度困倦、夜醒、睡眠规律和睡眠时间，以及打鼾（详见附录 B）。

Owens, J. A., and Dalzell, V. "Use of the 'BEARS' Sleep Screening Tool in a Pediatric Residents' Continuity Clinic: A Pilot Study." *Sleep Medicine* 6 (2005): 63–69.

● **儿童睡眠习惯问卷**（Owens et al., 2000）。这份问卷需要 2 ～ 10 岁儿童的家长报告孩子各方面的睡眠情况，包括可能的医学问题。该问卷在 2.5 ～ 5 岁 ASD 儿童中做过认证（Goodlin-Jones et al., 2008）。

Owens, J. A., Spirito, A., and McGuinn, M. "The Children's Sleep Habits Questionnaire (CSHQ): Psychometric Properties of a Survey Instrument for School-Aged Children. *Sleep* 23, no. 8 (2000): 1043–51.
Goodlin-Jones, B. L., Sitnick, S. L., Tang, K., Liu, J., and Anders, T. F. "The Children's Sleep Habits Questionnaire in Toddlers and Preschool Children." *Journal of Developmental and Behavioral Pediatrics* 29, no. 2 (2008): 82–88.

● **儿童睡眠问卷**（Chervin et al., 2000）。适用于 2 ～ 18 岁儿童和青少年，由父母报告孩子的与睡眠障碍性呼吸有关的行为情况。

Chervin, R. D., Hedger, K., Dillon, J. E., Pituch, K. J. "Pediatric Sleep Questionnaire (PSQ): Validity and Reliability of Scales for Sleep-Disordered Breathing, Snoring, Sleepiness, and Behavioral Problems." *Sleep Medicine Reviews* 1, no. 1 (2000): 21–32.

● **儿童睡眠障碍问卷**（Bruni et al., 1996）。适用于 5 ～ 15 岁儿童，由父母报告孩子的与睡眠有关的医学和行为情况。

Bruni, O., Ottaviano, S., Guidetti, V., Romoli, M., Innocenzi, M., Cortesi, F., and Giannotti, F. "The Sleep Disturbance Scale for Children (SDSC): Construction and Validation of an Instrument to Evaluate Sleep Disturbances in Childhood and Adolescence." *Journal of Sleep Research* 5, no. 4 (1996): 251–61.

● **睡眠习惯调查**（Wolfson et al., 2003）。适用于 10 ～ 19 岁儿童和青少年，由孩子报告自己的睡眠困难情况。

Wolfson, A. R., Carskadon, M. A., Acebo, C., Seifer, R., Fallone, G., Labyak, S. E., and Martin, J. L. "Evidence for the Validity of a Sleep Habits Survey for Adolescents." *Sleep* 26, no. 2 (2003): 213–16.

● **睡眠自评报告**（Owens et al., 2000）。适用于 7 ～ 12 岁儿童，由孩子报告自己的睡眠习惯和睡眠困难情况。

Owens, J. A., Maxim, R., Nobile, C., McGuinn, M., and Msall, M. "Parental and Self-Report of Sleep in Children with Attention-Deficit/Hyperactivity Disorder." *Archives of Pediatric Adolescent Medicine* 154, no. 6 (2000): 549–55.

附录 B

"小熊"（BEARS）睡眠筛查工具

这份简明的问卷可以帮您确定，您的孩子是否有睡眠问题需要干预。我们在每组问题后都标明了在本书中对应的章节。

B = 就寝困难

E = 日间过度困倦

A = 夜醒

R = 睡眠规律及睡眠时间

S = 打鼾

	幼儿／学龄前儿童 （2～5岁）	学龄儿童 （6～12岁）	青少年 （13～18岁）
就寝困难	您的孩子在就寝方面有什么问题吗？入睡呢？	您的孩子就寝时有什么问题吗？（P）* 你在就寝时有什么问题吗？（C）*	你是否有入睡问题？（C）
为什么这些问题很重要？（参见第二章、第四章） 您能够做什么？（参见第五章、第六章）			
日间过度困倦	您的孩子在白天是否看起来很困倦或者睡的时间很多？她是否仍然要小睡或打盹？	您的孩子上午学习有困难，白天看起来困倦，或者需要小睡或打盹吗？（P）你是否感觉非常疲倦？（C）	你白天是否感觉非常困倦？在学校里呢？开车时呢？（C）
为什么这些问题很重要？（参见第二章、第五章） 您能够做什么？（参见第五章、第六章、第七章）			

---

① 编注：电子版可从微信公众号"华夏特教"知识平台下载。

	幼儿／学龄前儿童 （2～5岁）	学龄儿童 （6～12岁）	青少年 （13～18岁）
夜醒	您的孩子是否夜醒很频繁？	您的孩子是否夜醒很频繁？是否梦游或者做噩梦？（P） 你是否夜醒很频繁？夜醒后，是否很难再睡着？（C）	你是否夜醒很频繁？ 夜醒后，是否很难再睡着？（C）
为什么这些问题很重要？（参见第二章、第五章） 您能够做什么？（参见第五章、第六章、第七章）			
睡眠规律性及睡眠时间	您的孩子就寝和起床时间是否规律？具体是什么时间？	您的孩子平时几点上床睡觉，几点起床？周末呢？您认为孩子睡眠充足吗？（P）	你平时几点上床睡觉？周末呢？你通常睡多长时间？（C）
为什么这些问题很重要？（参见第二章、第四章） 您能够做什么？（参见第五章、第六章、第七章）			
打鼾／睡眠障碍性呼吸	您的孩子夜间是否经常打鼾或者呼吸困难？	您的孩子是否夜间鼾声很大，每晚都打鼾，或者呼吸困难？（P）	您的孩子夜间是否鼾声很大，或者每晚都打鼾？（P）
为什么这些问题很重要？（参见第二章、第五章） 您能够做什么？（参见第五章）			

*P = 父母回答；*C = 儿童回答

From Owens, J. A., and Alzell, V. "Use of the 'BEARS' Sleep Screening Tool in a Pediatric Residents' Continuity Clinic: A Pilot Study." *Sleep Medicine* 6, no. 1 (2005): 63–69.

附录 C

儿童睡眠习惯问卷 [①]

（以下请父母根据孩子过去一个月的睡眠状况进行选填）

晚上就寝时间：平时：____点____分　周末：____点____分

早晨醒来时间：平时：____点____分　周末：____点____分

		通常 5～7次/周	有时 2～4次/周	偶尔 0～1次/周
1	孩子晚上是否在固定时间上床睡觉？			
2	孩子上床后可否在20分钟内入睡？			
3	孩子是否独自在自己床上睡觉？			
4	孩子是否在他人（父母或兄弟姐妹）床上入睡？			
5	孩子入睡时是否需要您的陪伴？			

---

① 编注：此为国际标化儿童睡眠习惯问卷（CSHQ）中文版。因考虑到使用的方便性，此处使用经过上海儿童医学中心修订且已完成标准化的中文版问卷。来源：李生慧，金星明，沈晓明，等．儿童睡眠习惯问卷中文版制定及测量性能考核［J］．中华儿科杂志,2007,45(3):176-180.此问卷的电子版可从微信公众号"华夏特教"知识平台下载。

		通常 5～7次／周	有时 2～4次／周	偶尔 0～1次／周
6	到了就寝时间，孩子是否有如哭闹、拒绝待在床上等不良行为？			
7	孩子是否害怕在黑暗中睡觉？			
8	孩子是否害怕一个人睡觉？			
9	您是否认为孩子睡得太少？			
10	您是否认为孩子的睡眠时间合适？			
11	您孩子每日的睡眠量是否保持一致？			
12	孩子是否有尿床现象？			
13	孩子是否有说梦话现象？			
14	孩子在睡眠过程中是否安稳，常有肢体动作吗？			
15	孩子是否有梦游（睡眠过程中行走）现象？			
16	孩子是否有半夜睡到他人（父母、兄弟姐妹等）床上的现象？			
17	孩子在睡眠中是否有磨牙现象？			

		通常 5～7次/周	有时 2～4次/周	偶尔 0～1次/周
18	孩子在睡眠中是否有打鼾很响的现象?			
19	孩子在睡眠中是否有呼吸暂停现象?			
20	孩子在睡眠中是否有憋气或气急等呼吸困难现象?			
21	如果孩子不在家睡是否会有问题?（例如到亲戚家或去旅行）			
22	孩子是否有半夜醒来,并伴随无法阻止的哭闹、出汗的现象?			
23	孩子是否有被噩梦惊醒的现象?			
24	孩子是否会夜间醒来一次?			
25	孩子是否会夜间醒来一次以上?			
26	孩子是否醒来后情绪不佳?			
27	孩子在第二天早上是否由他人唤醒?			
28	在第二天早上是否很难把孩子叫起床?			

		通常 5~7次/周	有时 2~4次/周	偶尔 0~1次/周
29	孩子早晨起床后是否需要长时间才能清醒？			
30	孩子是否看起来疲乏？			
在过去的一周中，孩子在如下情形时是否非常困或睡着了？				
		不困	非常困	会睡着
31	看电视			
32	坐车			

为了帮助您确定孩子是否存在睡眠困难，是否需要改变孩子的睡眠习惯，您可以检视以下儿童睡眠习惯问卷中的每一个问题。每个问题后面我们都标注了本书中相应的参考章节，以便您更了解为什么这些问题重要，您可以采取什么方法来改善孩子的睡眠。

就寝信息：

1. 您的孩子平时几点就寝？

为什么这个问题重要？（参见第二、四章）

您可以做些什么？（参见第五、六、七章）

2. 您的孩子平时几点醒来？

为什么这个问题重要？（参见第二、四章）

您可以做些什么？（参见第五、六、七章）

3. 您的孩子周末几点就寝？

为什么这个问题重要？（参见第二、四章）

您可以做些什么？（参见第五、六、七章）

4. 您的孩子周末几点醒来？

为什么这个问题重要？（参见第二、四、五章）

您可以做些什么？（参见第五、六、七章）

5. 孩子晚上是否在固定时间上床睡觉？

为什么这个问题重要？（参见第四章）

您可以做些什么？（参见第六、七章）

6. 孩子上床后是否在 20 分钟内入睡？

为什么这个问题重要？（参见第二、四、五章）

您可以做些什么？（参见第五、六、七章）

7. 孩子是否独自在自己床上入睡？

为什么这个问题重要？（参见第四章）

您可以做些什么？（参见第六、七章）

8. 孩子是否在他人床上入睡？

为什么这个问题重要？（参见第四章）

您可以做些什么？（参见第六、七章）

9. 孩子入睡时是否需要陪伴？

为什么这个问题重要？（参见第四章）

您可以做些什么？（参见第六、七章）

10. 到了就寝时间，孩子是否有如哭闹、拒绝待在床上等不良行为？

为什么这个问题重要？（参见第四章）

您可以做些什么？（参见第六、七章）

11. 孩子是否害怕在黑暗中睡觉？

为什么这个问题重要？（参见第四章）

您可以做些什么？（参见第六、七章）

12. 孩子是否害怕一个人睡觉？

为什么这个问题重要？（参见第四章）

您可以做些什么？（参见第六、七章）

13. 通常孩子一天的实际睡眠时间有多少（晚上和白天的睡眠时间合起来）？

为什么这个问题重要？（参见第一章）

您可以做些什么？（参见第六、七章）

睡眠行为：

14. 孩子睡得太少吗？

为什么这个问题重要？（参见第一、二、五章）

您可以做些什么？（参见第五、六、七章）

15. 孩子的睡眠时间合适吗？

为什么这个问题重要？（参见第一、二章）

您可以做些什么？（参见第五、六、七章）

16. 孩子每日的睡眠时间一致吗？

为什么这个问题重要？（参见第二章）

您可以做些什么？（参见第五、六、七章）

17. 孩子有尿床现象吗？

为什么这个问题重要？（参见第七章）

您可以做些什么？（参见第七章）

18. 孩子有说梦话的现象吗？

为什么这个问题重要？（参见第五章）

您可以做些什么？（参见第五、七章）

19. 孩子在睡眠过程中是否安稳，常有肢体动作吗？

为什么这个问题重要？（参见第五章）

您可以做些什么？（参见第五、六章）

20. 孩子有梦游（睡眠过程中行走）的现象吗？

为什么这个问题重要？（参见第五章）

您可以做些什么？（参见第五、七章）

21. 孩子有半夜睡到他人（父母、兄弟姐妹等）床上的现象吗？

为什么这个问题重要？（参见第四、五章）

您可以做些什么？（参见第六、七章）

22. 孩子在睡眠中有磨牙现象吗？

为什么这个问题重要？（参见第五章）

您可以做些什么？（参见第五章）

23. 孩子在睡眠中有打鼾很响的现象吗？

为什么这个问题重要？（参见第五章）

您可以做些什么？（参见第五章）

24. 孩子在睡眠中有呼吸暂停现象吗？

为什么这个问题重要？（参见第五章）

您可以做些什么？（参见第五章）

25. 孩子在睡眠中有憋气或气急等呼吸困难的现象吗？

为什么这个问题重要？（参见第五章）

您可以做些什么？（参见第五章）

26. 孩子在陌生环境中（如亲戚家中等）有入睡困难的现象吗？

为什么这个问题重要？（参见第九章）

您可以做些什么？（参见第九章）

27. 孩子有半夜醒来，并伴随无法阻止的哭闹、出汗的现象吗？

为什么这个问题重要？（参见第五章）

您可以做些什么？（参见第五章）

28. 孩子有被噩梦惊醒的现象吗？

为什么这个问题重要？（参见第七章）

您可以做些什么？（参见第七章）

夜醒问题：

29. 孩子是否夜间醒来一次？

为什么这个问题重要？（参见第四、五章）

您可以做些什么？（参见第五、六、七章）

30. 孩子是否夜间醒来一次以上？

为什么这个问题重要？（参见第四、五章）

您可以做些什么？（参见第五、六、七章）

31. 孩子每次夜醒通常持续时间是多久？

为什么这个问题重要？（参见第四、五章）

您可以做些什么？（参见第五、六、七章）

晨起习惯／日间困倦：

32. 孩子在第二天早上是自己醒来吗？

为什么这个问题重要？（参见第四、五章）

您可以做些什么？（参见第五、六、七章）

33. 孩子醒来后情绪不佳吗？

为什么这个问题重要？（参见第四、五章）

您可以做些什么？（参见第五、六、七章）

34. 孩子在第二天早上是由他人唤醒吗？

为什么这个问题重要？（参见第四、五章）

您可以做些什么？（参见第五、六、七章）

35. 孩子醒来后不愿起床吗？

为什么这个问题重要？（参见第四、五章）

您可以做些什么？（参见第五、六、七章）

36. 孩子早晨起床后需要很长时间才能清醒吗？

为什么这个问题重要？（参见第四、五章）

您可以做些什么？（参见第五、六、七章）

37. 孩子看起来疲乏吗？

为什么这个问题重要？（参见第四、五章）

您可以做些什么？（参见第五、六、七章）

38. 孩子在看电视、坐车时会非常困或睡着吗？

为什么这个问题重要？（参见第四、五章）

您可以做些什么？（参见第四、五、六、七章）

附录 D

睡眠习惯家庭问卷（FISH）[①]

调查日期： _____

儿童姓名： _____

与儿童的关系： _____

指导语： 请如实勾选过去一个月内下面每一项事情的发生频率。注意每一项都要回答，如果有多个选项符合，请选择最适合的一个。

		从不	偶尔	有时	经常	总是
1	孩子白天进行锻炼。	1	2	3	4	5
2	孩子白天至少小睡 1 个小时。	1	2	3	4	5
3	孩子的卧室在白天是用作罚时出局的地方。	1	2	3	4	5
4	孩子的卧室在白天是个玩耍的地方。	1	2	3	4	5
5	孩子早上在同一时间醒来。	1	2	3	4	5
6	孩子在睡前 1 小时进行放松的活动。	1	2	3	4	5
7	孩子在下午 5 点后摄入含咖啡因的饮料或食物（如巧克力、苏打水等）。	1	2	3	4	5

[①] 编注：电子版可从微信公众号"华夏特教"知识平台下载。

		从不	偶尔	有时	经常	总是
8	孩子在睡前 1 小时进行令人兴奋或刺激性的活动（如疯玩、打电子游戏、剧烈运动）。	1	2	3	4	5
9	孩子穿特定面料或材质的衣服会睡得更好。	1	2	3	4	5
10	孩子用特定的床单或毯子会睡得更好。	1	2	3	4	5
11	孩子夜间在特定温度下（暖和或凉爽）会睡得更好。	1	2	3	4	5
12	孩子就寝时卧室里比较暗或只有微弱的光亮。	1	2	3	4	5
13	孩子就寝时卧室里比较安静。	1	2	3	4	5
14	孩子每天都在同一时间上床睡觉。	1	2	3	4	5
15	孩子履行有规律的就寝程序，持续 15 ～ 30 分钟。	1	2	3	4	5
16	孩子与最喜爱的安抚物一起睡觉。	1	2	3	4	5
17	孩子睡着前我都待在房间陪他 / 她。	1	2	3	4	5
18	孩子盖好被子后，我会在他 / 她睡着前进行查看。	1	2	3	4	5
19	孩子入睡时需要看电视、视频或 DVD。	1	2	3	4	5

		从不	偶尔	有时	经常	总是
20	孩子入睡时需要听音乐。	1	2	3	4	5
21	孩子如果夜间醒来，我与他/她的互动尽量简短。 如果孩子夜间不会醒来，请选择：不适合□	1	2	3	4	5
22	孩子如果夜间起床，我会把他/她安置回自己床上。 如果孩子夜间不起床，请选择：不适合□	1	2	3	4	5

为了帮助您更好地理解和回顾睡眠习惯家庭问卷（FISH）的回答，您可以参考每个问题在本书中对应的页码。

1. 孩子白天进行锻炼。

为什么这个重要？（参见 37 页）

关于这个问题您可以做些什么？（参见 65 页）

2. 孩子白天至少小睡 1 小时。

为什么这个重要？（参见 40 页）

关于这个问题您可以做些什么？（参见 67 ～ 68 页，120 页）

3. 孩子的卧室在白天用作罚时出局的地方。

为什么这个重要？（参见 38 页）

关于这个问题您可以做些什么？（参见 68 ～ 70 页）

4. 孩子的卧室在白天是个玩耍的地方。

为什么这个重要？（参见 38 页）

关于这个问题您可以做些什么？（参见 68 ～ 70 页）

5. 孩子早上在同一时间醒来。

为什么这个重要？（参见 27 页）

关于这个问题您可以做些什么？（参见 89 ～ 90 页）

6. 孩子在睡前 1 小时进行放松的活动。

为什么这个重要？（参见 41 页）

关于这个问题您可以做些什么？（参见 71 ～ 73 页，79 ～ 80 页，87 ～ 88 页，99 ～ 100 页）

7. 孩子在下午 5 点后摄入含咖啡因的饮料或食物（如巧克力、苏打水等）

为什么这个重要？（参见 37 ～ 38 页）

关于这个问题您可以做些什么？（参见 66 ～ 67 页）

8. 孩子在睡前 1 小时进行令人兴奋或刺激性的活动（如疯玩、打电子游戏、剧烈运动）。

为什么这个重要？（参见 41 页）

关于这个问题您可以做些什么？（参见 71 ～ 74 页，79 ～ 80 页）

9. 孩子穿特定面料或材质的衣服会睡得更好。

为什么这个重要？（参见 44 页）

关于这个问题您可以做些什么？（参见 95 页）

10. 孩子用特定的床单或毯子会睡得更好。

为什么这个重要？（参见 44 页）

关于这个问题您可以做些什么？（参见 95 页）

11. 孩子夜间在特定温度下（暖和或凉爽）会睡得更好。

为什么这个重要？（参见 44 页）

关于这个问题您可以做些什么？（参见 94 页）

12. 孩子就寝时卧室里比较暗或只有微弱的光亮。

为什么这个重要？（参见 33 ～ 34 页，41 ～ 42 页，45 页）

关于这个问题您可以做些什么？（参见 74，96 ～ 97 页，119 页，126 页）

13. 孩子就寝时卧室里比较安静。

为什么这个重要？（参见 45 页）

关于这个问题您可以做些什么？（参见 95 ～ 96 页）

14. 孩子每天都在同一时间上床睡觉。

为什么这个重要？（参见 26 ～ 27 页，89 ～ 90 页）

关于这个问题您可以做些什么？（参见 89 ～ 91 页）

15. 孩子履行有规律的就寝程序，持续 15 ～ 30 分钟。

为什么这个重要？（参见 20 ～ 21 页，42 ～ 43 页，75 页）

关于这个问题您可以做些什么？（参见 75 ～ 85 页）

16. 孩子与最喜爱的安抚物一起睡觉。

为什么这个重要？（参见 33 ～ 34 页）

关于这个问题您可以做些什么？（参见 105 ～ 106 页）

17. 孩子睡着前我都待在房间陪他 / 她。

为什么这个重要？（参见 33 ～ 34 页）

关于这个问题您可以做些什么？（参见 106 ～ 107 页）

18. 孩子盖好被子后，我会在他 / 她睡着前进行查看。

为什么这个重要？（参见 33 ～ 34 页）

关于这个问题您可以做些什么？（参见 104 页，121 页）

19. 孩子入睡时需要看电视、视频或 DVD。

为什么这个重要？（参见 31 ～ 34 页，102 ～ 103 页）

关于这个问题您可以做些什么？（参见 71 ～ 73 页，96 ～ 97 页，117 ～ 118 页）

20. 孩子入睡时需要听音乐。

为什么这个重要？（参见 33 ～ 34 页）

关于这个问题您可以做些什么？（参见 95 ～ 96 页，106 ～ 107 页）

21. 孩子如果夜间醒来，我与他 / 她的互动尽量简短。

为什么这个重要？（参见 36 页）

关于这个问题您可以做些什么？（参见 104 页，110 页，112 ～ 113 页）

22. 孩子如果夜间起床，我会把他 / 她安置回到自己床上。

为什么这个重要？（参见 33 ～ 36 页）

关于这个问题您可以做些什么？（参见 106 ～ 107 页，109 页，111 ～ 112 页）

附录 E

就寝程序表 [1]

活动	是否发生	容易 (E) 还是困难 (H) ?	刺激 (S) 还是放松 (R) ?	按偏好排序 (1、2、3)
洗澡				
洗头发				
换睡衣				
喝东西				
刷牙				
上厕所				
听安静的音乐				
读书				
其他:				

就寝时间表

参考上面的就寝程序表，为孩子设计就寝时间表。

顺序	活动	容易 (E) 还是困难 (H) ?	刺激 (S) 还是放松 (R) ?

---

[1] 编注：电子版可从微信公众号"华夏特教"知识平台下载。

附录 F

就寝程序视觉支持卡 ①

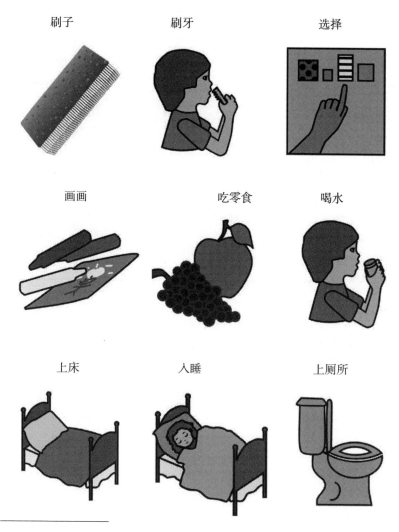

刷子　　　　　　刷牙　　　　　　选择

画画　　　　　　吃零食　　　　　喝水

上床　　　　　　入睡　　　　　　上厕所

---

① 编注：电子版可从微信公众号"华夏特教"知识平台下载。

拥抱 & 亲吻道晚安 | 关灯 | 听音乐

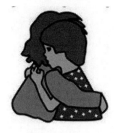 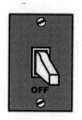 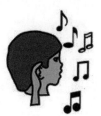

抹乳液 | 按摩 | 祈祷

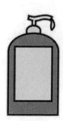 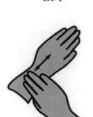 

按手表按钮 | 穿睡衣 | 拼图

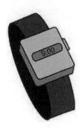 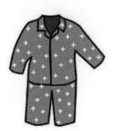 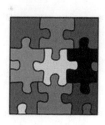

读书 | 摇椅子 | 唱歌

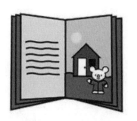 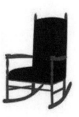 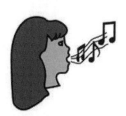

洗澡

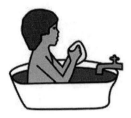

淋浴

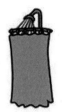

服药

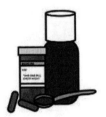

洗脸和手

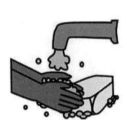

洗头

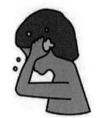

厚毯子

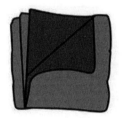

附录 G

睡眠通过卡①

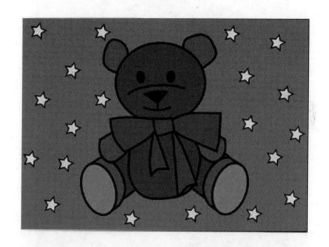

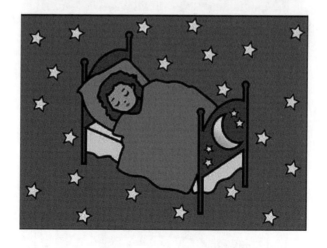

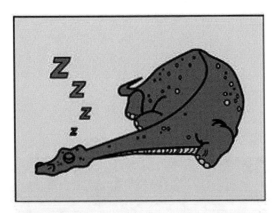

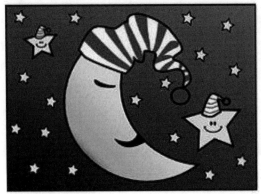

睡眠通过

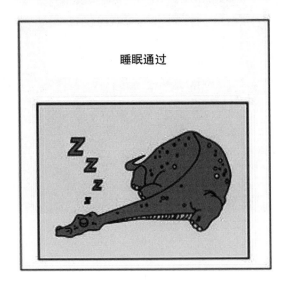

附录 H

睡眠记录表 [1]

	日期：	日期：	日期：	日期：	日期：	日期：	日期：
白天习惯	用时： 运动___ 小睡___	用时： 运动___ 小睡___	用时： 运动___ 小睡___	用时： 运动___ 小睡___	用时： 运动___ 小睡___	用时： 运动___ 小睡___	用时： 运动___ 小睡___
咖啡因	量（mg）___	量（mg）___	量（mg）___	量（mg）___	量（mg）___	量（mg）___	量（mg）___
早晨光线？	是___ 否___	是___ 否___	是___ 否___	是___ 否___	是___ 否___	是___ 否___	是___ 否___
晚上活动 （结束时间）	晚餐___ 作业___ 电视／视频___ 电子游戏___ 运动___ 其他___	晚餐___ 作业___ 电视／视频___ 电子游戏___ 运动___ 其他___	晚餐___ 作业___ 电视／视频___ 电子游戏___ 运动___ 其他___	晚餐___ 作业___ 电视／视频___ 电子游戏___ 运动___ 其他___	晚餐___ 作业___ 电视／视频___ 电子游戏___ 运动___ 其他___	晚餐___ 作业___ 电视／视频___ 电子游戏___ 运动___ 其他___	晚餐___ 作业___ 电视／视频___ 电子游戏___ 运动___ 其他___

① 编注：电子版可从微信公众号"华夏特教"知识平台下载。

续表

		日期：	日期：	日期：	日期：	日期：	日期：	日期：
睡觉环境	是否有问题？ 地点 温度 材质 味道 声音 光线 安抚物	是否有问题？ 地点 温度 材质 味道 声音 光线 安抚物	是否有问题？ 地点 温度 材质 味道 声音 光线 安抚物	是否有问题？ 地点 温度 材质 味道 声音 光线 安抚物	是否有问题？ 地点 温度 材质 味道 声音 光线 安抚物	是否有问题？ 地点 温度 材质 味道 声音 光线 安抚物	是否有问题？ 地点 温度 材质 味道 声音 光线 安抚物	是否有问题？ 地点 温度 材质 味道 声音 光线 安抚物
就寝程序	开始时间__ 活动项目： 1. 2. 3. 4. 5. 6. 7.	开始时间__ 活动项目： 1. 2. 3. 4. 5. 6. 7.	开始时间__ 活动项目： 1. 2. 3. 4. 5. 6. 7.	开始时间__ 活动项目： 1. 2. 3. 4. 5. 6. 7.	开始时间__ 活动项目： 1. 2. 3. 4. 5. 6. 7.	开始时间__ 活动项目： 1. 2. 3. 4. 5. 6. 7.	开始时间__ 活动项目： 1. 2. 3. 4. 5. 6. 7.	开始时间__ 活动项目： 1. 2. 3. 4. 5. 6. 7.

续表

	日期：	日期：	日期：	日期：	日期：	日期：	日期：
视觉支持？	是_ 否_	是_ 否_	是_ 否_	是_ 否_	是_ 否_	是_ 否_	是_ 否_
就寝时间	晚上___	晚上___	晚上___	晚上___	晚上___	晚上___	晚上___
多久能够睡着？							
睡眠抗拒策略（圈出您用过的方式）	哭出来 签到法 摇椅法 早上出现 推迟就寝时间	哭出来 签到法 摇椅法 早上出现 推迟就寝时间	哭出来 签到法 摇椅法 早上出现 推迟就寝时间	哭出来 签到法 摇椅法 早上出现 推迟就寝时间	哭出来 签到法 摇椅法 早上出现 推迟就寝时间	哭出来 签到法 摇椅法 早上出现 推迟就寝时间	哭出来 签到法 摇椅法 早上出现 推迟就寝时间
夜醒	几次__ 多久__ 孩子是否下床？ 是_ 否_	几次__ 多久__ 孩子是否下床？ 是_ 否_	几次__ 多久__ 孩子是否下床？ 是_ 否_	几次__ 多久__ 孩子是否下床？ 是_ 否_	几次__ 多久__ 孩子是否下床？ 是_ 否_	几次__ 多久__ 孩子是否下床？ 是_ 否_	几次__ 多久__ 孩子是否下床？ 是_ 否_
您的反应？							
醒来时间	早上___	早上___	早上___	早上___	早上___	早上___	早上___

译 后 记

孤独症谱系障碍，简称孤独症，是一种起病于儿童早期的神经发育障碍，其核心症状表现为社交沟通障碍、重复刻板的行为及局限狭窄的兴趣。在过去四十年中，孤独症的患病率不断攀升，据美国 2023 年的报道高达 1/36，而我国约为 1/100，成为全球性的儿童健康问题，影响万千儿童的健康成长和家庭幸福。

孤独症儿童常常共患其他疾病，而睡眠问题尤其普遍，发生率为 50%～80%，是健康儿童的 2～3 倍。睡眠问题不仅会损害孤独症儿童的认知能力、情绪行为表现和日常功能，加重孤独症的核心症状，影响其康复训练效果，还会造成其家庭的巨大压力和沉重负担。此外，孤独症儿童的睡眠问题可能在确诊孤独症前就存在了，并一直影响着其早期的脑发育，增加孤独症的发生风险和严重性。因此，睡眠问题的早期识别和干预对孤独症儿童获得最佳发展至关重要。对于家长而言，养育一位孤独症的孩子实属不易，再加上孩子夜里睡不好，其中的辛劳和煎熬自是不言而喻。然而，无论家长还是专业人员一直苦于寻找不到实用方法，使得孤独症孩子的睡眠问题没有得到有效干预。本书的出炉正是应家长和专业人员所需，为其提供宝贵的理论和实践参考。

作者特里·卡茨博士和贝丝·马洛博士均是孤独症儿童睡眠领域的专家，长期从事相关研究和临床工作，积累了大量与家庭紧密合作并成功处理孤独症儿童睡眠问题的宝贵经验。本书凝聚了大量前沿的科学证据、作者丰富的临床经验，以及家长的实践智慧，内容涵盖了孤独症儿童睡眠的基本知识、常见睡眠问题的成因，以及详尽的识别和干预方法。更令人喜悦的是，本书语言简明生动，通俗易懂，还配有大量实际案例、视觉图表和测评工具，可读性和可用性非常强。本书不仅适用于孤独症和普通儿童家庭，也可作为专业人员的必备工具书。我们非常荣幸承担了本书的翻译工作，能够有机会运用我们的专业知识和工作经验，尽力将本书的中文版呈现给广大读者。相信家长和专业人员会像我们一样，对本书爱不释手，获益良多。事实上，自本书出版以来，我们在教育和临床实践工作中，运用本书提供的知识和技术帮助了很多孤独症儿童及家庭获得良好睡眠，提升生活质量。同时，越来越多的专业人员和家长使用并推荐本书，给予了我们积极的反馈和宝贵建议，这让我们深受鼓舞和启发。

我们的翻译工作得到了华夏出版社的大力支持，特别是薛永洁编辑付出了很多心血。江帆教授对本书译稿进行了严谨审校，甚至在内文刊印后，仍提出进一步完善建议。家人的关爱和理解，让我们的翻译工作更有成效。特别是我们也为人父母，对孩子深切的爱激励我们做好这项艰巨而有意义的工作。我们从孤独症儿童和家长身上学到很多，这增加了我们对本书的理解和信心。对此，我们表达最真诚的感谢！春华秋实，时光荏苒，我们迎来了本书中文版的再版，这正如孩子的成长，让我们感到由衷地喜悦和感动。我们真诚希望，当您打开这本书时就像打开了一扇新的窗口，能够让您感觉更有信心、更有力量帮助孤独症的孩子获得良好的睡眠，最大程度支持孩子的成长。孤独症的孩子被称为"星星的孩子"，而每颗"星星"都闪耀着独特的光芒，在静谧的良夜，安睡在温柔的梦乡。

王广海　鲁明辉

2023 年 4 月 13 日

作 者 简 介

特里·卡茨（Terry Katz），执业心理学家，从事孤独症谱系障碍儿童工作超过 25 年。她是科罗拉多大学医学院儿童神经发育和行为儿科系、科罗拉多儿童医院儿童发展科 ASD 儿童睡眠门诊的联合创始人。卡茨博士同时还担任科罗拉多大学医学院 JFC 合作项目、科罗拉多大学发育障碍卓越中心（UCEDD）、神经发育障碍引领教育（LEND）项目的教员。她的研究重点是 ASD 儿童的睡眠困难。

贝丝·马洛（Beth Malow），范德堡大学儿童认知发展的名誉主席、神经学和儿科学的教授，以 ASD 为研究专长的睡眠神经学家。马洛博士的研究重点是 ASD 儿童睡眠障碍的治疗，强调行为疗法。她同时也是两个 ASD 孩子的母亲，这给她的工作带来了宝贵的视角。

译者及审校者简介

译者简介

王广海，男，国家儿童医学中心 - 上海交通大学医学院附属上海儿童医学中心发育行为儿科 / 儿科转化医学研究所研究员，心理治疗师，发育脑科学实验室主任，精神病与精神卫生学博士生导师。主要从事睡眠与儿童社会情绪发展及发育脑机制研究，承担多项国家级和省部级科研项目，在 Lancet、Sleep 等期刊发表 SCI 论文 40余篇，现任中国医师协会睡眠专委会儿童组委员兼秘书，中国睡眠研究会儿童睡眠医学专委会、睡眠与心理卫生专委会常委及国际儿科睡眠医学会委员等，作为主要执笔人之一制订《中国失眠障碍诊断和治疗指南》（儿童青少年部分）《0 岁～ 5 岁儿童睡眠卫生指南》《中国 6 岁以下儿童就寝问题和夜醒治疗指南（2023）》，入选上海市青年科技启明星和上海市卫生健康学科带头人。

鲁明辉，男，广州大学教育学院副教授，特殊教育研究中心副主任，硕士生导师。广州市心理学会常务理事，特殊儿童心理专委会主任委员。主要从事特殊儿童发展与教育、融合教育。在国内外学术期刊发表论文 30 余篇。主持并完成全国教育科学规划、广东省哲学社会科学、广东省教育规划等多项课题。

审校者简介

江帆，女，博士、教授、主任医师、博士生导师，先后获得教育部高等学校科学研究优秀成果奖（科学技术）一等奖、国家"万人计划"科技创新领军人才、树兰医学青年奖、教育部新世纪优秀人才计划、上海市优秀学术带头人资助等。现任上海交通大学医学院党委书记，附属上海儿童医学中心儿童保健学、发育行为儿科学科带头人，"教育部 - 上海市环境与儿童健康重点实验室"副主任，中国医师协会儿童健康专委会主任委员、睡眠医学专委会常委及儿童睡眠学组组长，中华医学会儿童保健学组组长，世界卫生组织全球多中心队列研究项目组专家。长期从事睡眠和社会环境因素对儿童健康的影响及公共卫生政策研究，主持国家科技部重点专项、国家自然科学基金优青项目等，在 Lancet、Sleep 等权威期刊发表论文127 篇，牵头制订《中国失眠障碍诊断和治疗指南》（儿童青少年部分）《0 岁～ 5 岁儿童睡眠卫生指南》《中国 6 岁以下儿童就寝问题和夜醒治疗指南（2023）》

图书在版编目（CIP）数据

孤独症谱系障碍儿童睡眠问题实用指南 /（美）特里·卡茨（Terry Katz），（美）贝丝·马洛（Beth Malow）著；王广海，鲁明辉译. --北京：华夏出版社有限公司，2023.7

书名原文：Solving Sleep Problems in Children with Autism Spectrum Disorders: A Guide for Frazzled Families

ISBN 978-7-5222-0512-0

Ⅰ.①孤… Ⅱ.①特… ②贝… ③王… ④鲁… Ⅲ.①小儿疾病－孤独症－睡眠障碍－诊疗－指南 Ⅳ.①R749.940.5-62 ②R749.7-62

中国国家版本馆 CIP 数据核字（2023）第 074402 号

SOLVING SLEEP PROBLEMS IN CHILDREN WITH AUTISM SPECTRUM DISORDERS
by Terry Katz and Beth Malow
Copyright © 2014 by Terry Katz & Beth Malow
Simplified Chinese translation copyright © 2017 by Huaxia Publishing House Co., Ltd.
ALL RIGHTS RESERVED

北京市版权局著作权合同登记号：图字 01-2015-8706 号

孤独症谱系障碍儿童睡眠问题实用指南

作　　者	〔美〕特里·卡茨　　　〔美〕贝丝·马洛
译　　者	王广海　鲁明辉
责任编辑	许　婷　李傲男
出版发行	华夏出版社有限公司
经　　销	新华书店
印　　装	三河市少明印务有限公司
版　　次	2023 年 7 月北京第 1 版　　2023 年 7 月北京第 1 次印刷
开　　本	710×1000　1/16 开
印　　张	12.25
字　　数	147 千字
定　　价	59.00 元

华夏出版社有限公司　地址：北京市东直门外香河园北里 4 号　邮编：100028
网址：www.hxph.com.cn　电话：（010）64663331（转）
若发现本版图书有印装质量问题，请与我社营销中心联系调换。